HEYNE <

DR. MED. ULRICH STRUNZ ist praktizierender Internist und Gastroenterologe. Schwerpunkt seiner ärztlichen und publizistischen Tätigkeit ist die präventive Medizin. In Vorträgen, Seminaren und TV-Auftritten begeisterte er viele Jahre lang Zehntausende von Menschen – und führte sie in ein neues, gesundes Leben.

dr. med. ulrich
strunz

KETO + NO CARB

forever schlank

No Carb: Der erfolgreichste Weg zu einem gesünderen, schlankeren und fitteren Körper

WILHELM HEYNE VERLAG
MÜNCHEN

Inhalt

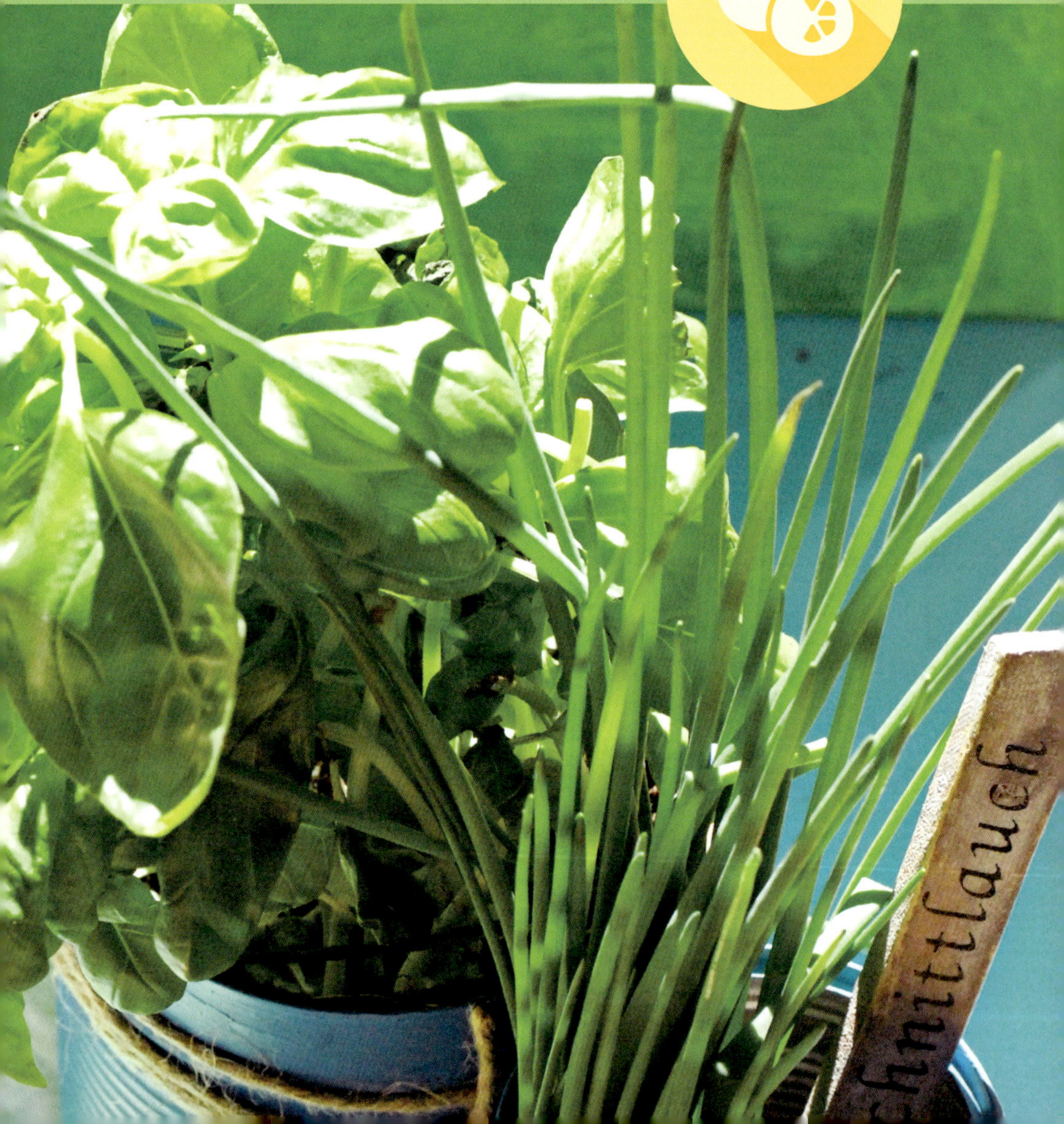

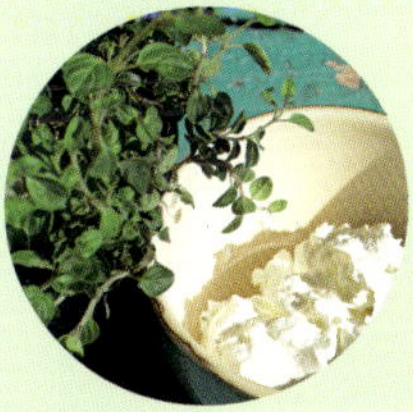

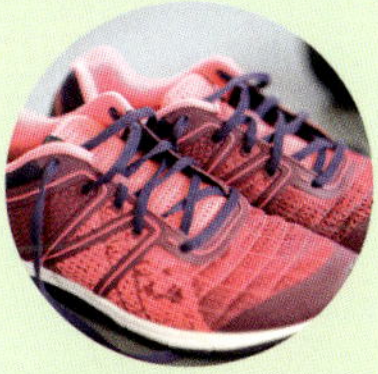

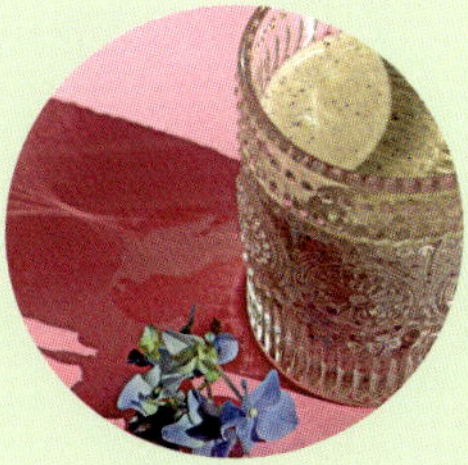

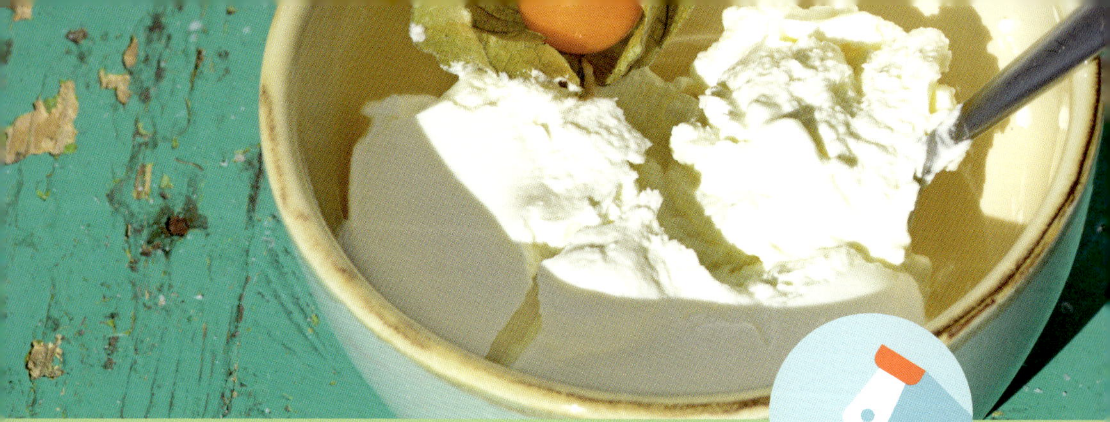

Ein Wort zuvor

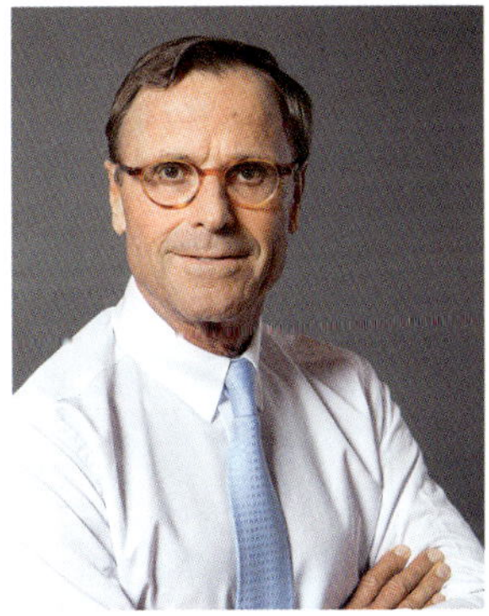

Wenig Fett, starke Muskeln, eine super Insulinsensitivität, ein aktives Immunsystem, Gute-Laune-Botenstoffe, keine Entzündungsstoffe im Körper – das ist die Basis für eine schlanke Figur. Messbar.

Der Weg dorthin: genetisch korrekt leben. Oder schöner: die Weisheit unserer Ahnen hervorholen. Paleo-Lebensweise genannt. Getreide und Zucker ade! Hallo, Eiweiß! Hallo, gesundes Fett! Hallo, Vitalstoffe!

Dazu: wohldosierte, clevere Ausdauerbewegung. Kurz, aber intensiv, im Wechsel mit lang, langsam und locker. Das Ganze ergänzt mit ein paar magischen Übungen für die Faszien. Dazu gibt's eine Anleitung für eine Mini-Meditation – und einen kleinen Schubser auf den Weg in die Ketose.

Ketose heißt: Sie verlieren das lästige Fett, gewinnen Energie und gute Laune. Wie geht das praktisch? Sie trinken eine Woche lang Smoothies und essen Suppe. Ich spreche hier von Himbeer-Mascarpone-Smoothie, von Curry-Kokossuppe „Frutti di Mare". Ich spreche also durchaus von Genuss.

An diese wunderbare Zeit hängen Sie drei weitere ketogene Wochen an. Heißt: Weiterhin den Kohlenhydrathahn zudrehen. Keinen Zucker, kein Getreide. Das schmeckt? Das macht satt? Und wie. Martina Kittlers Rezepte schicken auch ohne Zucker, ohne Weizen in den Gourmethimmel. Mit gratinierten Kräuterseitlingen auf Spinat, Rahmgeschnetzeltem mit Spargel ... Und plötzlich überfällt Sie eine ungeahnte Energie. Sie wachen auf. Die Glieder tun nicht mehr weh, Sie schlafen besser, fühlen sich fröhlicher und wohler, das Denken fällt leichter. Blutzucker sinkt. Blutfettwerte sinken. Entzündungswerte sinken. Der Körper wird straffer, geschmeidiger, jünger. Wer schlank und gesund bleiben will, genießt auch künftig Kohlenhydrate in vernünftigen Portionen. So viel, wie der aktive Muskel verbrennt. Dazu: essenzielle Fettsäuren gegen Entzündungen, für aktive Fettverbrennung. Viel Eiweiß: für mehr Gesundheit, mehr Energie, mehr gute Laune. Dieses Büchlein liefert Ihnen eine kleine, simple Anleitung, binnen vier Wochen lästigen Ballast loszuwerden – und die Grundlage für ein schlankes Leben zu legen. Aber wie immer, mein Rat: Glauben Sie mir nicht. Probieren Sie es lieber aus!

Herzlichst,
Ihr ULI STRUNZ

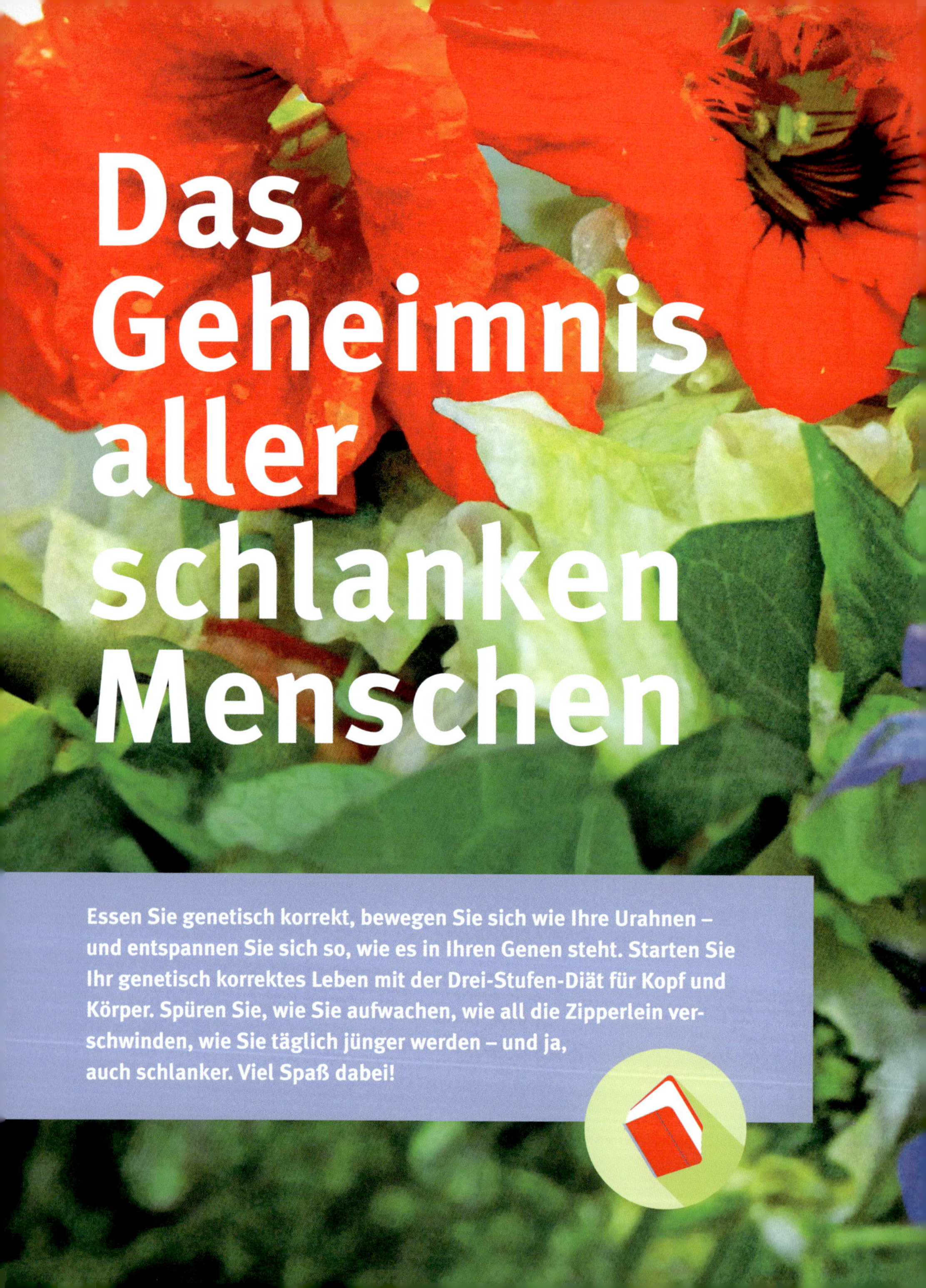

Das Geheimnis aller schlanken Menschen

Essen Sie genetisch korrekt, bewegen Sie sich wie Ihre Urahnen – und entspannen Sie sich so, wie es in Ihren Genen steht. Starten Sie Ihr genetisch korrektes Leben mit der Drei-Stufen-Diät für Kopf und Körper. Spüren Sie, wie Sie aufwachen, wie all die Zipperlein verschwinden, wie Sie täglich jünger werden – und ja, auch schlanker. Viel Spaß dabei!

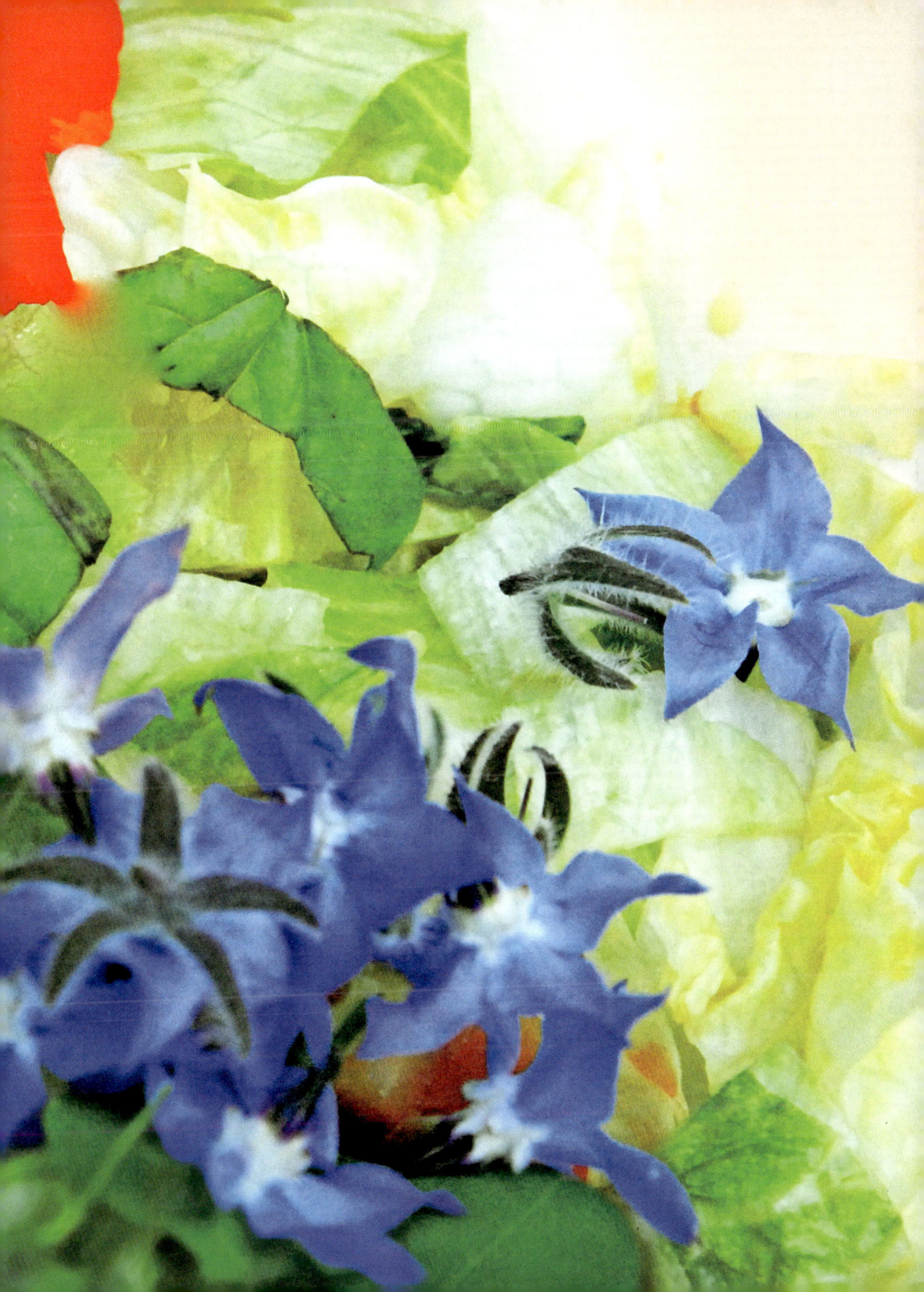

Genetisch korrekt leben

Alle reden immer von Lifestyle. Und dass der richtige jung hält, gesund hält, schlank hält. Und was ist der richtige? Die längste Lifestyle-Studie, die ich kenne, begann etwa vor etwa 2,5 Millionen Jahren und endete vor 15 000 Jahren. Sie umfasst die Zeit, als der Mensch groß wurde. Stattlich. Als er trotz täglich großer körperlicher Anstrengung durch lange Perioden von Dürre, Hunger und Entbehrung gehen musste. Zäh wurde, ausdauernd wurde. Das kann man heute subsumieren unter dem Namen Paleo-Lebensweise. Genetisch korrekt. Erst als sich unsere Vorfahren davon verabschiedeten, Jäger und Sammler zu sein, sich als Bauern am Acker niederließen, Getreide pflückten und Kühe molken, erst dann ersetzten sie wertvolle Muskulatur durch Fett.

Genetisch korrekt essen

Und was hat der Mensch damals gegessen? Professor L. Cordain, Physiologe an der Colorado State University weiß: Auf dem Speiseplan des Steinzeitmenschen standen: Fleisch, Schalentiere, Fisch, Eier. Dazu freilich: Blätter, Kräuter, Pilze, Nüsse – und ab und zu eine Esskastanie oder eine Wurzel. Und, das lesen Sie jetzt nicht so gern: Auch Insekten, Larven, Würmer dienten als Proteinquelle. Die sind noch nicht integraler Bestandteil der modernen Paleo-Diät. Noch nicht.
Mageres Fleisch von wilden Tieren war also Hauptbestandteil der Ernährung. Dieses Fleisch enthielt wenig gesättigte Fettsäuren und viele langkettige Omega-3-Fettsäuren. Getreide gab's in der Steinzeit nicht. Klar, es wuchsen da und dort ein paar Wildgräser, die heute in der Paleo-Küche die Nudel ersetzen: Quinoa oder Amarant. Es gab keinen raffinierten Zucker, nur ganz selten etwas Honig. Steinzeitmenschen konnten keine Milchprodukte essen. Ganz klar: Auch Ihnen würde es kaum gelingen, ein großes wildes Tier lebend zu fangen und es dann auch noch zu melken! Kohlenhydrate lieferten ausschließlich wilde Früchte und Gemüse. Deshalb aß der Mensch zu der Zeit sehr viel weniger Kohlenhydrate. Und auch keinen hoch verarbeiteten Industriemüll. Es gab kein antibiotika- und hormongetränktes Mast-

fett. Sondern wildes, bewegtes Fleisch. Von Antioxidantien, Ballaststoffen Vitaminen und Phytaminen nahm der Mensch in der Steinzeit mehr auf als wir heute. Gutes Essen und viel Bewegung schützten ihn vor Übergewicht, Krebs, Herz-Kreislauf-Erkrankungen, Depressionen und Alzheimer. Er befand sich, wie der Säugling heute noch, die meiste Zeit in der Ketose. Das ist sozusagen ein Fastenmodus des Körpers, der wach macht, der schlank macht, der gesund macht. Das nennt man genetisch korrekte Kost. Essen, das zu uns passt. Zu unseren Genen.

Genetisch korrekt bewegen

Heißt: die Antilope jagen. Zur Frucht hochhüpfen. Die Wurzel rausziehen. Dem Mammut eine überbraten. Auch hierzu gibt es völlig neue Erkenntnisse. Hart, aber herzlich schützt die Zellen vorm Altern. Ein neues Bewegungsprogramm setzt auf den leistungskräftigen Muskel – und der muss auch elastisch sein. Das Spannende: Trainieren Sie nicht mehr so stur und regelmäßig, sondern bewegen Sie sich so, wie unsere Vorfahren es taten – „nach Bedarf". Einmal muss man hinterm Wildschwein herrennen, ein anderes Mal muss man es tragen, dann gab es wieder tagelang nichts. Das Ganze kann man sehr, sehr modern gestalten mit HIIT-Training, Faszientraining, Bewegungsmeditation. Unser Programm finden Sie ab Seite 76.

Genetisch korrekt entspannen

Was hat der Steinzeitmensch getan, nachdem ihm der Säbelzahntiger so richtig Stress gemacht hatte? Der hat erst einmal tief ausgeatmet. Sich dann in die Gabelung eines Baumes gelegt – und tief geschlafen. Und wunderbar geträumt. Das tun wir natürlich auch. Auf moderne Art und Weise. Ganz ohne Baum. Wir nutzen die Kraft der Gedanken. Oder der Nichtgedanken. Unglaublich, was die Neurowissenschaft über Meditation und Übergewicht herausgefunden hat. Ich nenne das nur anders. Ich nenne das Träumen. Und zeige Ihnen, wie man es optimal im Leben einsetzt. Und wieso dieses Träumen die beste Schlankmedizin ist. Wie es geht, das lesen Sie ab Seite 70. Das Leben ändert sich nämlich durch Bilder, genau dann, wenn ich als Arzt es schaffe, nicht nur Ihrem linken, sondern auch Ihrem rechten Gehirn zu signalisieren, dass der Mensch ursprünglich als gesundes, schlankes, fittes, fröhliches Wesen gedacht war. Und dass Ihr Leben immer dann, wenn Sie nicht dieses Wesen sind, von diesem Bild abweicht. Wenn Sie wieder dieses fröhliche gesunde Wesen werden wollen, brauchen Sie nur zu versuchen, „genetisch korrekt zu leben".

Die Drei-Stufen-Diät – und was man gewinnt …

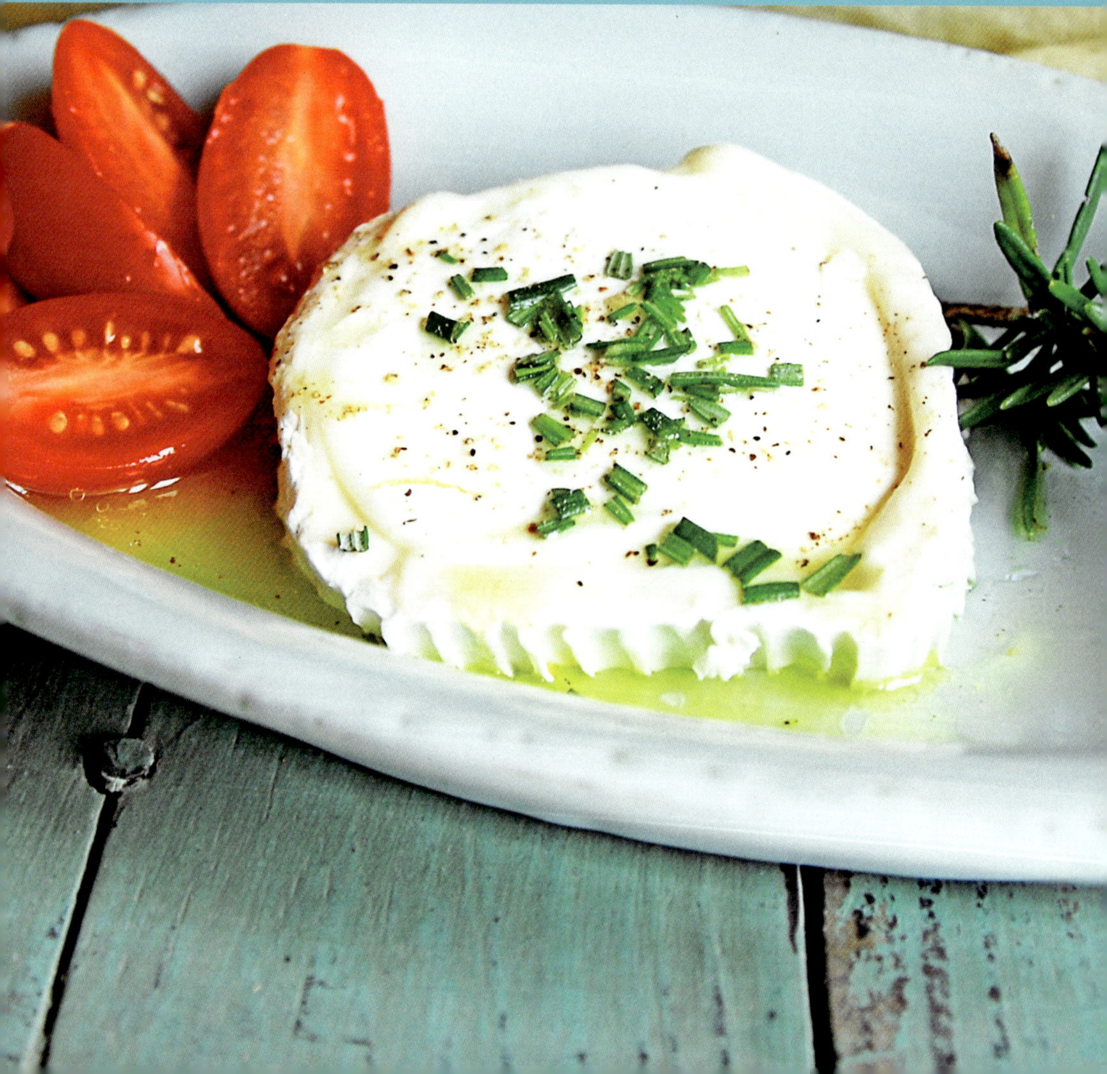

1 Lebenslust und Lebensfreude steigen

2 Die Haut wird straffer, verjüngt sich

3 Konzentration, Reaktionsfähigkeit und Kreativität nehmen zu

4 Die sportliche Leistungsfähigkeit steigt

5 Dumm wie Brot? Nö! Sie beugen Vergesslichkeit und Demenz vor

6 Sie strotzen vor Energie

7 Genetisch korrekt essen – tut gut und schmeckt gut

8 Jede Körperzelle wird entgiftet

9 Sie entschlacken und verlieren überschüssiges Gewebswasser

10 Die Fettverbrennung beschleunigt sich

11 Heißhungerattacken gehören der Vergangenheit an

12 Ihr Körper bleibt dank hormoneller und enzymatischer Veränderungen dauerhaft schlank

13 Die Leber wird entlastet, regeneriert sich

14 Gesunde Mikroorgansimen besiedeln den Darm, die schlechten ziehen aus

15 Blutzucker- und Blutfettwerte normalisieren sich

16 Das Risiko für Diabetes und Herz-Kreislauf-Leiden sinkt

17 Das Immunsystem wird gestärkt

18 Schwelende Entzündungen klingen ab

19 Arthrose, Rheuma oder Migräne lassen nach

20 Depressionen, Parkinson, Alzheimer, Folgen eines Schlaganfalls oder Gehirntraumas, ALS – all das wird gelindert

21 Ketogene Diät beugt Tumorentstehung vor und verlangsamt bei bereits ausgebrochenem Krebs das Fortschreiten

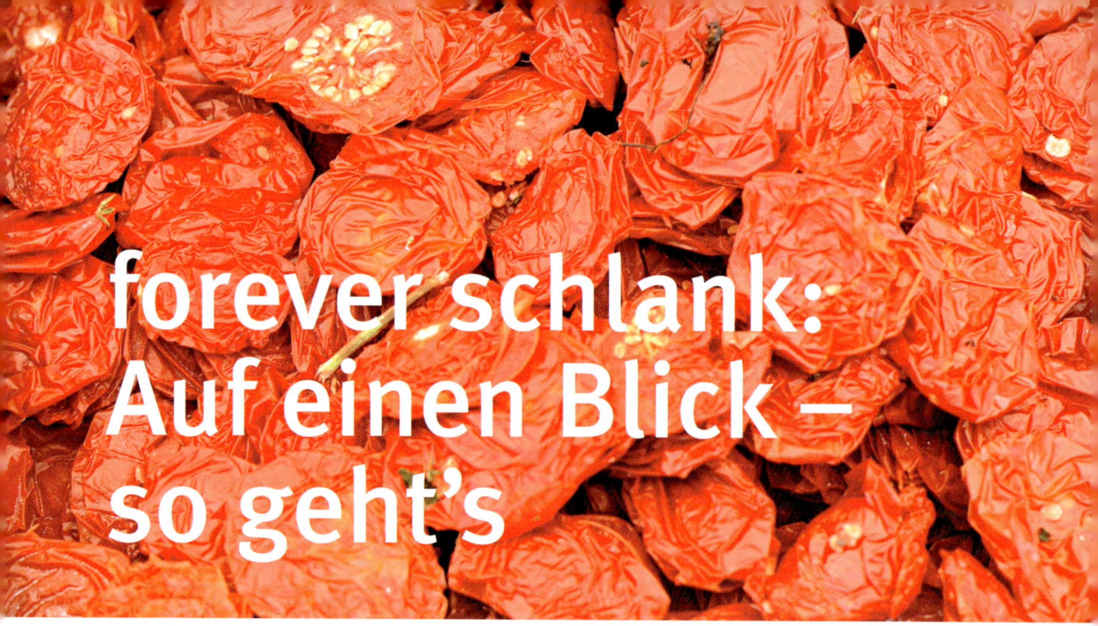

forever schlank: Auf einen Blick – so geht's

Sie brauchen nur vier Wochen, und Ihr Körper hat sich so verändert, dass plötzlich alles ganz leicht wird. Sie drehen einfach mal den Kohlenhydrathahn zu, kommen in den energetischen Stoffwechsel namens Ketose – und das ganze Leben ist plötzlich so leicht … Der Körper arbeitet für Sie und nicht gegen Sie. Die Fettverbrennung läuft auf Hochtouren. Sie wachen morgens schon mit einem unerklärlichen Bewegungsdrang auf. Zipperlein verschwinden …

Erste Woche: 20 Gramm Kohlenhydrate pro Tag. Innerhalb von nur einer Woche findet eine Programmänderung statt, wenn Sie in die Ketose kommen. Eine Woche lang gibt es nur Shakes und Suppen mit insgesamt 20 Gramm Kohlenhydraten pro Tag – und Sie sind in der Ketose. Das ist einfach umzusetzen. Auch während man arbeitet. Denn sowohl die Shakes als auch unsere Suppen kann man mitnehmen. Ab Seite 94 finden Sie sieben Shake-Variationen. Süß und herzhaft. Ab Seite 100 unsere leckeren Keto-Suppen. Trinken Sie ganz viel. Mindestens drei Liter pro Tag. Das schützt davor, dass die Fettabbauprodukte namens Ketonkörper uns sauer machen. Trinken Sie Wasser, Tee und – wenn Sie mögen – ein Tässchen Kaffee.
Gehen Sie in der ersten Woche täglich gemütlich eine große Runde spazieren. Und üben Sie sich schon mal im Meditieren (ab Seite 70). Dazu ein klein bisschen Seilhüpfen oder Trampolinspringen. Ideal. Immer, wenn schlechte Laune aufkommt – und das passiert die ersten beiden Tage schon häufiger – hüpfen Sie. Die Bewegungen nach oben machen gute Laune.

Zweite bis vierte Woche: Drei Wochen mit 50 Gramm Kohlenhydraten pro Tag. Wunderbar funktioniert das mit einer Keto-30-Mahlzeit mit nicht mehr als 30 Gramm Kohlenhydrate (Seite 112), je einem Keto-Shake und einer Keto-Suppe sowie den Keto-Snacks (Seite 27). So züchten Sie sich weitere Fettverbrennungsenzyme. Natürlich bewegen Sie sich täglich mindestens 30 Minuten. Walken, Laufen, Radfahren. Je nach Kondition. Dazu: zweimal die Woche ein High-Intensity Interval Training (HIIT) für die Muskeln. Ein Kurzprogramm, das jeder absolvieren kann, finden Sie auf Seite 80. Dazu: die magischen Faszienübungen. Auch hier gilt: viel trinken, reichlich bewegen, immer wieder entspannen.

Ab der fünften Woche: zwei Gramm Kohlenhydrate pro Kilo Körpergewicht ... aber nicht mehr als 150 Gramm Kohlenhydrate pro Tag. Smoothies geben ein schnelles Frühstück – und helfen über Zeiten, in denen Sie keine Zeit zum Kochen haben. Auch die Suppen lassen sich wunderbar vorbereiten und mitnehmen. Ab der fünften Woche wird es locker. Schlampern erlaubt! Heißt: Einmal täglich gibt es viele Kohlenhydrate, ihren geliebten OBSTSALAT – und den Rest des Tages No Carb. Der Körper übt und wird immer besser. Das ist sozusagen ein Intervalltraining, das kennen Sie aus dem Sport. Sie machen halt ein Kohlenhydrat-Intervalltraining. Jeden Tag verzichtet man bis zu 14 Stunden auf Kohlenhydrate. Man isst zwar rund um die Uhr. Aber eben keine Kohlenhydrate. Das wirkt besonders, wenn man nachts, morgens und vormittags Brot, Nudeln, Obst und Co. weglässt. Fettverbrennende Enzyme (vier Stück) wachen auf und sind für einen da – rund um die Uhr. Weiterhin viel trinken, täglich bewegen, regelmäßig entspannen.

... und ein bisschen Glauben. Kürzlich bedankte sich ein junger Mann, er würde mir „einen neuen Körper" verdanken. 98 statt 130 Kilo. Adonis statt Normalo. Leider hat er mir kein Foto geschickt. Aber entscheidend ist eh sein eigenes Bild von sich selbst. Und wenn der sich über „einen neuen Körper" freut, hat er gewonnen. Die Frage ist, wie er das geschafft hat. Wie er geschickt eine Anleitung in sein Unterbewusstsein geschleust hat, sich einen Glaubenssatz geschaffen hat. Den braucht man nämlich, um etwas zu verändern. Phänomenal! Ein neuer Körper immerhin.
Ich zitiere den jungen Mann: „Epigenetik heißt, Arbeitsbiene und die Bienenkönigin teilen sich ja dasselbe Genom. Unterschied: food (Gelee royale). Die Königin lebt 50 (fünfzig) mal länger (...). Also: Ernährung." Raffiniert. Glaubenssätze sollten auf Tatsachen beruhen. Dann wirken sie besser. Und die Wirkung von Gelee Royale ist eine Tatsache. Daraus leitet der junge Mann ab: Für mich entscheidend ist die Ernährung.

Die Ernährung zaubert mir einen neuen Körper. Und wissen Sie was? Offenbar hat er es bewiesen. Und Sie? An wen oder was glauben Sie? Schreiben Sie das gleich mal auf.

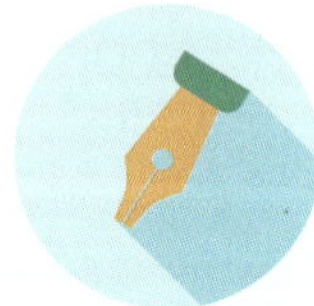

Muss man verzichten?

Nö. Man darf sogar Schwarzwälder Kirschtorte essen. Glauben Sie nicht? Hier ist das Rezept.

Schwarzwälder Keto-Kirschtorte: Wer denkt, ketogene Ernährung bedeutet Verzicht auf den heißgeliebten Nachmittagskuchen, liegt total falsch. Sogar Schwarzwälder Kirschtorte gibt es in leckerer Keto-Variation:
Für den Teig 80 g Butter schmelzen, 6 Eier unterrühren und schaumig schlagen. Dann 230 g weißes Mandelmehl, 3 EL Eiweißpulver, 4 EL Mascarpone und 2 EL Kakaopulver unterrühren. Nach Bedarf mit etwas Süßstoff süßen. Den Teig in eine Springform füllen. Den Tortenboden bei 160 Grad circa 40 Minuten backen, dann die Stäbchenprobe machen. Ist der Boden gar, erst abkühlen lassen und dann waagerecht durchschneiden (Tipp: funktioniert prima mit Zahnseide ohne Minzgeschmack oder einem Bindfaden). Einen Boden mit einem kleinen Glas Diät-Sauerkirschen belegen (ein paar aufheben zum Dekorieren später), roten Tortenguss nach Packungsanleitung mit Kirschsaft anrühren und über den Kirschen verteilen. Darauf kommt der zweite Tortenboden. 500 ml Sahne steif schlagen, nach Belieben mit Vanille und Süßstoff verfeinern, auf dem Kuchen verstreichen. Mit den restlichen Kirschen dekorieren.

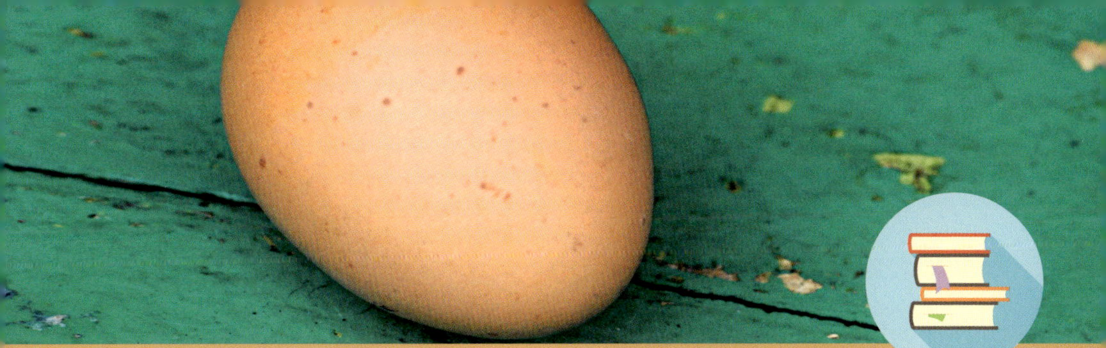

… KLEINE GESCHICHTE: LEPTIN-RESET …

Geht ein Übergewichtiger in einen Designerladen … Und dann? Dann kauft er sich einen 5000-Dollar-Blazer. Vier Größen zu klein. Elf Monate später stattet der Mann der (damals sehr verwunderten) Verkäuferin einen weiteren Besuch ab. Der Blazer sitzt perfekt, der nackte Bauch darunter ein Waschbrett. Wer ist dieser Mann? Darf ich vorstellen: Dr. Jack Kruse, amerikanischer Neurochirurg. Der hat eines Tages festgestellt, dass er mit rund 160 Kilo (187 cm Körpergröße) ganz schön an Lebensqualität einbüßt. Und einfach sein Leben umgestellt. In elf Monaten 70 Kilo abgenommen. Wie? Per Leptin-Reset.

Leptin ist unser Ich-bin-satt-Hormon, das unserem Gehirn meldet: „Genug Steak! Das reicht!" Die meisten Übergewichtigen leiden unter Leptin-Resistenz. Leptin kommt an. Nur seine Botschaft wird vom Hirn nicht verstanden. Folge: viel Appetit, Heißhunger auf Kohlenhydrate. Dr. Jack Kruse weiß: Um wieder Leptin-sensitiv zu werden, hilft nur: Keto. Kluger Mann! Nach sechs bis acht Wochen Keto, sagt Kruse, ist die Leptin-Sensitivität wiederhergestellt. Sensationell. Nach der Umstellungsphase geht's los mit HIIT und Gewichtheben. Ja, auch für Frauen. Besonders für Frauen. Dr. Kruse erzählte kürzlich auf seiner Homepage: „Der Pregnenolon-Level sinkt ab dem Alter von 30 rapide ab. Dadurch lässt die Produktion von Sex-Steroiden und Wachstumshormonen nach. Muskeltraining kurbelt die Produktion an. Gewichtheben ist also das beste Anti-Aging-Mittel für Frauen." Heute noch hält sich Kruse streng an seine eigenen Vorschriften: mindestens 50 Gramm Eiweiß zum Frühstück. Und das übrigens innerhalb der ersten 30 Minuten nach dem Aufstehen. Einmal Rührei mit Bacon-Bergen und Kaffee mit Kokosöl ans Bett bitte! Das Mittagessen fällt im Idealfall aus. Abends gibt's dann wieder Eiweiß en masse. Und HIIT-Workouts. Aber erst nach 17 Uhr. Der Mann lebt, was er predigt. Und viele tun es ihm gleich. Aber ich denke, ein bisschen mehr Genuss kann man auch als Ketarier getrost ins Leben einbauen. Und Laufen gehe ich weiterhin morgens. Auf nüchternen Magen.

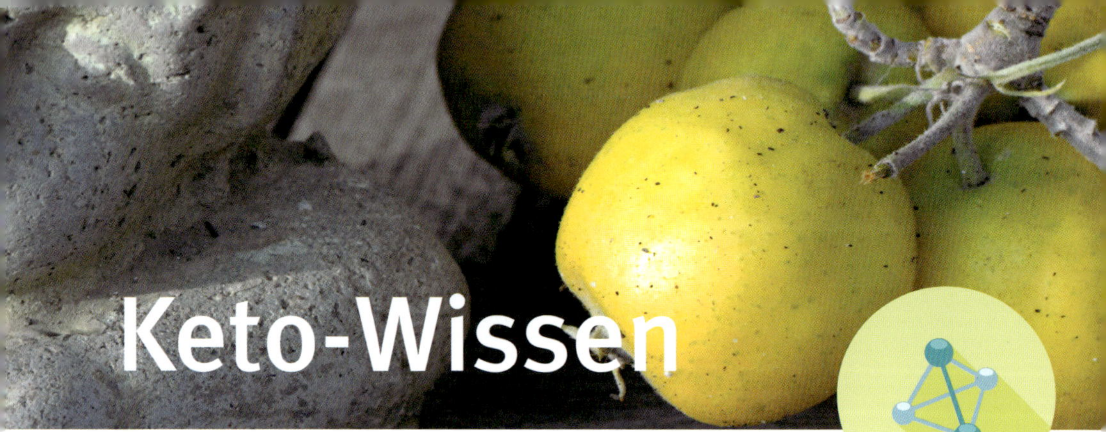

Keto-Wissen

Kürzlich schrieb mir ein Leser: „Nach 17 Tagen kam ich in die Ketose, und die Waage fing an sich zu bewegen. Und danach ging die Post ab, selbst, wenn ich mal Bier getrunken (mein Laster) oder ein Eis gegessen habe oder Ähnliches. Fazit: Du musst deine Bauchspeicheldrüse nur lange genug in die Reha schicken, das war's! Und in dieser Zeit darfst du nicht den allerkleinsten Fehler machen, sonst fängst du wieder von vorn an. Sobald du dich umgestellt hast, verzeiht sie dir auch wieder die eine oder andere Sünde, aber vorher nicht!"
In die Ketose kommen heißt, in den Zustand, in dem der Körper am meisten Fett verbrennt. Das heißt auch: Aufwachen und gut gelaunt, voller Energie ans Tagwerk gehen. Ketose heilt, von Kopf bis zum großen Zeh. Denn Ketose ist vergleichbar mit Fasten. Ein Reinigungsgang durch den ganzen Körper – durch Gehirn, Blutgefäße, Leber ... Die Ketose befreit den Körper von Stoffwechselmüll. Damit unser Körper Ketone bilden kann, sollte er eine Pause von Stärke und Zucker bekommen, weil die ihn dabei stören. Deswegen beschränkt der Ketarier seine Kohlenhydratzufuhr auf 20 bis 50 Gramm. Und das ist anfangs nicht so leicht – mit den Smoothies und Suppen funktioniert das aber lecker, satt machend – und auf „standardisierte" Art und Weise. Einfach probieren: ab Seite 94.

Raus aus der Zuckerfalle

Wer mich kennt, hat auch schon mal von folgender logischer Kette gehört: Kohlenhydrate > Insulin > dick > dumm > krank > tot. Ein bisschen genauer: Kohlenhydrate bringen die Bauchspeicheldrüse dazu, das Blutzuckerhormon Insulin auszuschütten. Und solange Insulin im Blut ist, stoppt die Fettverbrennung. Stoppt das Denken. Stoppt das Anti-Aging. Wächst der Ranzen und der Krebs. Und das Gegenteil davon heißt Ketose. Ketose ist ein natürlicher Stoffwechselzustand. Sobald man eine Zeit

lang sehr wenig Zucker und Mehl gegessen hat, sobald das Insulin entsprechend gesunken ist, werden Ketone gebildet. Das sind Energiemoleküle im Blut, wie Traubenzucker. Nur weniger schädlich. Aber für das Gehirn und die Nerven genauso verwertbar, wie Zucker. Nun muss man sich fragen: Woher kommen Ketonkörper? Fett, also Blutfett, also der ungeliebte Bauchspeck, wird in der Leber zu Ketonen umgewandelt. Sprich: Die Ketose steigert die Fettverbrennung. Und sorgt im Gehirn für Energienachschub. Das macht hellwach, das macht kreativ, das kennen Sie vom Fasten. Am dritten Tag wachen Sie auf. Ketose steigert die Kreativität, die Höchstleistung. Das möchten Sie immer wieder erleben. Das tut gut.
Aber warum empfiehlt dann der Autor Chris Michalk Kartoffeln? Können Sie sich vorstellen, dass „richtig essen" für jeden Menschen etwas anderes ist? Kenianische Marathonläufer ernähren sich hauptsächlich von Maisbrei. Also leeren Kohlenhydraten. Na und? Die rennen das weg. Die verbrennen das. Darum kann auch ein so kluger, bewanderter Biologe wie Chris Michalk sehr wohl Kartoffeln empfehlen. Dabei darf man halt nur nicht vergessen, dass dieser junge Mann Triathlet ist. Schneller als ich. Ich weiß, was das übersetzt in das Wort „tägliches Training" heißt. Der steckt Kartoffeln mit links weg.
Weil ich Arzt bin, sitzen mir aber Patienten gegenüber. Wahrscheinlich massiv übergewichtig mit Diabetes- und Blutdrucktabletten. Oder völlig verkrebst. Oder im Rollstuhl mit MS. Weil das so ist, werden die von mir sehr viel über strenge Ketose hören. Über 20 Gramm Kohlenhydrate täglich. Nix Kartoffeln. Auch keine Nudeln oder übersüßes Obst. Freilich: Der junge Schweizer Amateur-Radfahrer von heute in der Praxis hat sich von mir nix über Ketose anhören müssen. Der nicht. Der hat einen Vier-Stunden-täglich-Trainingsalltag. Und Sie?

Rein in die Ketose

Also: Vor Ketose muss sich keiner fürchten. Das ist ein natürlicher Stoffwechselzustand. Den man überall auf der Welt kennt. Dort, wo nie Ackerbau betrieben wurde, hoch im Norden, wo die Inuit oder das Volk der Samen in Lappland leben, ernährten sich ganze Völker von kohlenhydratarmer Kost. Ständig. Ein Leben lang in Ketose! Und heute weiß man, genau diese Menschen litten nur ganz, ganz selten an unseren typischen Volkskrankheiten. Sie waren so gut wie frei von Krebs, frei von Herzinfarkt, frei von Demenz. Daraus folgt, vorsichtig formuliert, dass Ketose ungefährlich ist. Wenn man sie nicht mit dem hochdosierten Genuss von Industriemastschweinen macht. Sondern Samen und Nüsse und Fische und Biofleisch isst.

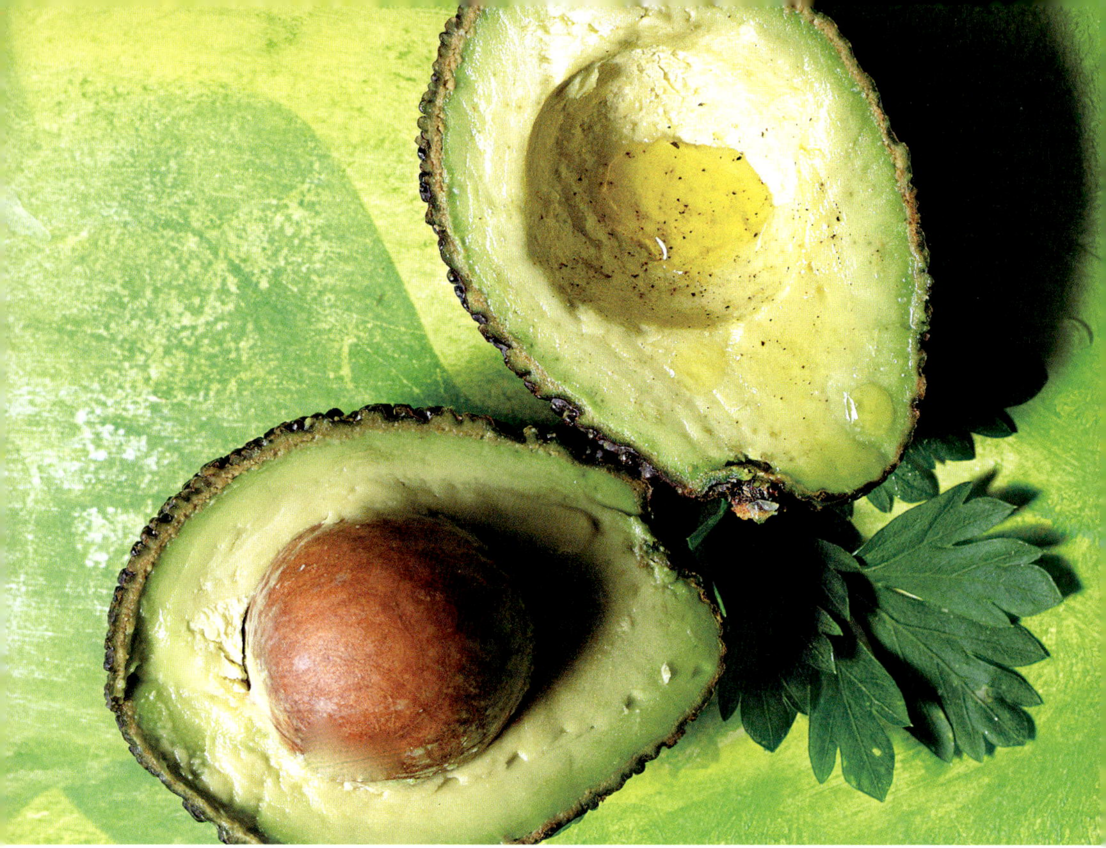

Angekurbelt von Fett?

Nüsse soll man essen. Den Inbegriff dickmachenden Fettes abseits von Schweinespeckbauch? Ganz wichtig! Mandeln sind von allen Nüssen in meiner Küche die Sorte mit den wenigsten Kohlenhydraten. 8,6 Prozent. Geht so. Wie alle Nüsse enthält die Mandel viel Eiweiß, 22 Prozent, aber dann … leider viel, viel Fett. 56 Prozent. Ich sage: Vorteil! Deswegen empfehle ich zwei Handvoll Mandeln pro Tag. Man wird pappsatt. Schlagartig. Das liegt natürlich am Fett. Fett lähmt den Magen. Stoppt die Peristaltik. Da wird nichts mehr transportiert. Wunderschön unter der Röntgen-Durchleuchtung zu sehen.

Ketose-Experten fordern immer viel, viel Fett. Zum Beispiel 80 Prozent. Dann würde die Ketose leichter anspringen. Stimmt natürlich. Nur: Wer beschäftigt sich mit Ketose? Übergewichtige, die ihr Fett loswerden wollen. Die ihr Fett verbrennen wollen. Und tatsächlich: Ketose heißt maximale Fettverbrennung. Stimmt. Fragt sich nur: welches Fett? Wenn Ihre Nahrung 80 Prozent Fett enthält, dann wird wohl dieses

Fett verbrannt. Logisch. Und eher nicht der Bauchspeck. Darum wählt man das Fett mit ein wenig Verstand. So viel, dass es satt macht, die Magenperistaltik stoppt, aber den Körper nicht davon abhält, an den eigenen Energie-Rucksack zu gehen. Genau das sprach bisher gegen Nüsse, gegen Mandeln.

Dann kam die gute Nachricht: Die Zellen der Mandeln haben ausgesprochen harte Zellwände. Die sind der begrenzende Faktor für die Aufnahme des Mandelfettes: Eingekapselt in die Ballaststoffmatrix sind die Fette für unsere Enzyme (Pankreaslipasen) schwer zugänglich. Selbst nach gutem Kauen ist ein Großteil des Fettes immer noch eingeschlossen und entgeht der Verdauung. Verfügbar sind tatsächlich nur acht bis elf Prozent des geknabberten Mandelfettes. Wenn ich also 100 Gramm Mandeln, sprich 56 Gramm Fett, geknabbert habe, nimmt mein Darm nur etwa fünf Gramm auf. Ist sie nicht klug, die Natur? Man wird richtig satt, nimmt im Endeffekt im Dünndarm aber nur ganz wenig Fett auf. So brennt also reichlich Bauchfett weg. Man kann also ein bisschen mehr Sahne an die Suppe tun oder Kokosfett in den Kaffee.

Muss man unbedingt in Ketose sein, um Fett zu verbrennen?

Nein. In Ketose zu sein bedeutet nur, dass man Fett besonders schnell verbrennt. Ketose ist auch ein Langzeitprojekt. Wenn man sie intelligent einsetzt. Immer mal wieder. Den Körper trainiert. Der wird nämlich immer besser. Man muss nicht dauernd in der Ketose sein.

Erst mal Smoothie und Suppe. Sie genießen drei Keto-Becher am Tag – mit einem unserer Keto-Smoothies oder einer Keto-Suppe. Achten Sie pro zehn Kilogramm Körpergewicht auf mindestens 1/2 Liter Wasser oder Kräutertee. Snacken Sie kohlenhydratfrei (siehe Seite 27). Dann baut der Körper unter dem Einfluss unseres Fastenhormons Glukagon in der Leber Fettsäuren zu Ketonkörpern um. Die drei Ketonkörper Acet-Essigsäure, Beta-Hydroxybuttersäure und Aceton können die Blut-Hirn-Schranke überwinden und bilden für das Gehirn die einzige Energie-Alternative zu Zucker. Auch die Muskeln, die Leber, das Herz, der ganze Körper können diese Ketone als Energielieferanten nutzen. Sie wachen auf, verlieren Fett und gewinnen an Gesundheit. Allerdings, da muss man schon ehrlich sein, ist der Anfang hart. Vor allem für Kohlenhydratjunkies. Für die ist das Entzug. So mancher fühlt sich schwach, müde, aggressiv, nervös, antriebslos, zittrig … Der Kopf tut weh, es ist einem übel. Doch das dauert selten länger als drei Tage – außer man schummelt.

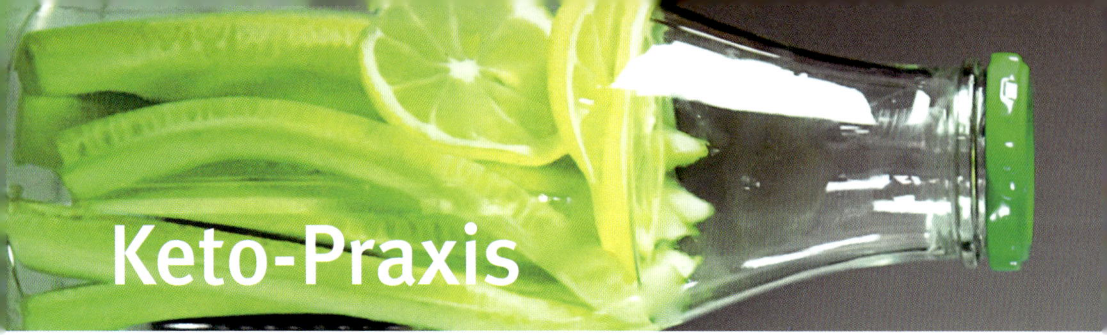

Keto-Praxis

⋯› **Anfangs streng:** Reduziert man die Kohlenhydrate auf weniger als 20 Gramm pro Tag, schlägt der Körper einen anderen Stoffwechselweg ein. Er gewinnt seine Energie über die Ketose. Das entspricht ungefähr drei unserer No-Carb-Smoothies oder drei unserer No-Carb-Suppen. Sie enthalten pro Portion nicht mehr als sechs Gramm Kohlenhydrate und machen trotzdem satt.

⋯› **Kleine Hürde:** Die Umstellung auf die ketogene Diät zeigt sich in den ersten Tagen mit Entgiftungserscheinungen: Kopfschmerzen, Müdigkeit, schlechte Laune, Konzentrationsschwäche. All das klingt nach wenigen Tagen vollständig ab. Und ist auszuhalten, da Sie keinen Hunger haben. Treiben Sie die ersten Tage keinen Sport. Gehen Sie bloß ein bisschen spazieren. Nur gute erfahrene Sportler können mit 60 bis 90 Minuten Bewegung die Umstellung auf die Ketose beschleunigen.

⋯› **Viel Trinken!** Anfangs verlieren Sie ganz viel Wasser. Mit dem Wasser wertvolle Elektrolyte. Das macht Kopfschmerzen, Unwohlsein, nervös, zittrig. Trinken Sie den ganzen Tag über mineralienreiches Wasser, dazu Kräutertee, grünen Tee. Nur wenig Kaffee, der fördert die Entwässerung. Faustregel: 1/2 Liter Flüssigkeit pro zehn Kilogramm Körpergewicht. Nehmen Sie abends Magensiumcitrat, 400 Milligramm. Achten Sie auf ausreichend Kalium. Und trinken Sie morgens ein großes Glas Wasser mit einem kleinen Teelöffel Stein- oder Meersalz. Mittags darf es noch ein zweites Glas sein. Oder trinken Sie dann unsere Rindfleischbrühe von Seite 126.

⋯› **Aber bitte mit Sahne:** An Fett müssen Sie nicht so sehr sparen, wie Sie vielleicht denken. Damit unser Körper, sprich die Leber, Ketone bilden kann, braucht es ausreichend Fett. Gutes Fett. Sie dürfen also ruhig zulangen bei fettem Fisch, Mandeln, Sahne, pflanzlichen Ölen, Avocados. Auch ein Stück Speck passt auf den Keto-Plan. Bio bitte. Auch mittelkettige Fettsäuren (MCT-Öle wie Kokosöl) fördern die Ketose. Und sorgen dafür, dass Sie Ihren kleinen ungeliebten Fettspeicher gleich auch noch zum Energiestoffwechsel beisteuern.

Bitte Eiweiß! Wunderbar ist, dass der Körper in der Ketose erst einmal den Stoffwechselmüll, den Eiweißabfall als Quelle nutzt, um daraus Zucker fürs Gehirn und die Nerven zu gewinnen. Wenn dann genug Eiweiß im Essen steckt, baut er auch keine Muskeln ab. Lassen Sie also das Eiweißkapitel ab Seite 46 nicht aus! Und: Eiweiß immer mit Fett kombinieren, weil Eiweiß selbst auch ein wenig Insulin lockt – damit es vom Körper verarbeitet werden kann. Fett drosselt das. Erleichtert den Weg in die Ketose. Auch weil es verhindert, dass der Körper für die Energiegewinnung aus Eiweiß Zucker bastelt.

Ja doch: viel Gemüse! Grün. Blätter. Das, was über der Erde wächst, macht – entgegen der öffentlichen Unkerei – den Hauptplatz auf dem Teller des Ketariers aus.

Ketose-Test: Mit einem Teststreifen aus der Apotheke kann man messen, ob man schon in der Ketose ist. Das ist wichtig, weil: Viele sind mit 50 Gramm schon drin, andere müssen auf 20 Gramm Kohlenhydrate reduzieren, um in die Ketose zu kommen. Der Test funktioniert aber nur in der Anpassungsphase. Denn danach werden oft keine Ketone mehr über den Urin ausgeschieden, auch wenn man sie im Blut hat. Man kann also sehr wohl in Ketose sein, ohne dass der Urinteststreifen etwas anzeigt. Einfach auf den Körper hören. Dann spürt man es, oder man lässt es im Blut messen.

Die zweite Stufe: Es folgen drei Wochen mit 50 Gramm Kohlenhydraten pro Tag. Wunderbar funktioniert das mit einer 30-Gramm-Kohlenhydrat-Mahlzeit (ab Seite 112), je einem Keto-Shake und einer Keto-Suppe und kohlenhydratfreien Snacks (Seite 27). So züchten Sie sich weitere Fettverbrennungsenzyme. Nun wacht in der Regel auch die Lust auf Bewegung auf. Und natürlich bewegen Sie sich täglich mindestens 30 Minuten. Walken, Laufen, Radfahren.
Tipp: Mancher muss noch eine zweite oder dritte Woche der ersten Stufe anhängen, ist noch nicht so richtig in der Ketose.

Die dritte Stufe: Ab der fünften Woche können Sie mit zwei Gramm Kohlenhydraten pro Kilo Körpergewicht weitermachen. Aber Sie sollten tunlichst nicht über 150 Gramm kommen. Und natürlich bewegen Sie sich weiter. Auch Ihre Muskeln mögen nun Ketonkörper. Und am allerliebsten Fett! Auch jetzt, auf der dritten Stufe, mixen Sie sich einfach einen Shake, wenn Sie keine Lust zum Kochen haben, oder Sie machen sich eine Suppe warm.

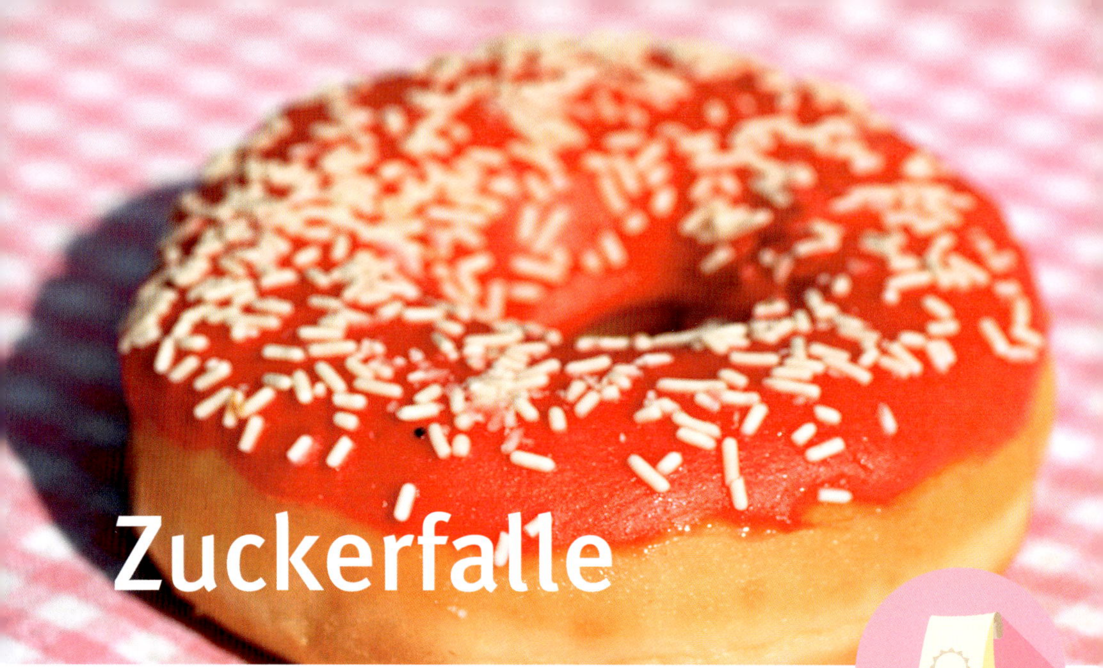

Zuckerfalle

Schlachttiere werden nach Gewicht verkauft. Also sollte „die Sau auch Fett ansetzen". Versteht sich. Und wie macht man das? Steht zum Beispiel bei mir im Forum (www.strunz.com): „Na klar. Man füttert Getreide hinzu. Dann wird das Tier schön massig, schwammig, fettig. So wie wir es später auf dem Teller gern mögen. Ja, die Landwirte wissen Bescheid."

Das Prinzip kennen wir von der Stopfleber. Eine monströse Fettleber bei der Gans. Erzielt ausdrücklich nicht durch Fett, liebe Deutsche Gesellschaft für Ernährung, eben nicht durch Fett, sondern durch ausgesprochen fettarme Kost. Durch Kohlenhydrate. Die Gans wird mit Getreidekörnern gestopft. Und die Sau? Desgleichen. Getreide macht das Tier „schön fettig". Eben nicht Fett.

Die Wissenschaft hat längst bewiesen, dass das Krebsrisiko nicht einfach so durch mehr Zucker ansteigt, sondern durch die glykämische Last, also die Gesamtmenge an Kohlenhydraten (ob nun aus weißem Mehl oder Vollkorn, völlig gleichgültig). Aber was ist schon Wissenschaft gegen eine deutsche Fachgesellschaft.

Zucker stoppt die Fettverbrennung

Stolz war ich, als ich verstand, dass Kohlenhydrate die Fettverbrennung stoppen. Und zwar komplett. Müsli: Fettverbrennung stoppt. Apfelschorle: Fettverbrennung stoppt. Vollkornbrot: Fettverbrennung stoppt. Banane: Fettverbrennung stoppt. Sie sehen, ich hab die Nudel, das Brot, den Reis, den Zucker noch gar nicht erwähnt. Kohlenhydrate stoppen die Fettverbrennung – so lautet also das Geheimnis aller schlanken Menschen, beispielsweise meiner Tochter. Sie kann essen und essen und essen. Und bewegt sich außerordentlich schlank und fit durchs Leben. Wie sie das macht? Sie hält die Fettverbrennung am Laufen. Hat ihren Körper auf Ketogenese getrimmt – und isst nur noch einmal am Tag Kohlenhydrate. Nur einmal täglich Brot oder Reis oder Nudeln oder Früchte ...

Ich nenne das genetisch korrekt essen. So wie es unsere Gene gerne haben. Und was mögen die Gene? Fett oder Kohlenhydrate? Sicherlich Fett. Weil Zucker süchtig macht. Uns über Blutzuckerschwankungen träge, müde, unkonzentriert macht. Neben Depressionen sorgt stetiger Zuckerkonsum auch für Entzündungen in den Blutgefäßen. Die münden zum Beispiel im Herzinfarkt, im Schlaganfall. Und weil Zucker auch noch die aggressiven Tumorzellen ernährt. Krebs beim Wachsen hilft. Und das ist ja eigentlich schon Binsenweisheit: Weil Zucker Zucker macht. Diabetes Typ 2. Fett macht das nicht (auch wenn das immer noch behauptet wird). Und weil Zucker dumm macht. Und krank (Demenz, Alzheimer ...).

Getreide ist – ich weiß, das ist schwer zu glauben – noch schlimmer. Ja, auch Vollkornbrot ist noch schlimmer als Zucker. Dazu später mehr. Nun erst mal zu dem für Sie wichtigen, zur genetisch korrekten Kost. Zu dem, was unsere Vorfahren aßen. Zu hochwertigem, magerem, omega-3-reichem Fleisch, zu Wild, zu Fisch, zu Gemüse, Samen, Nüssen, Ölen ... Weg vom künstlichen Zucker, vom Getreide, vom Knödel, von der Nudel, vom Brot, vom Müsli. Rein in die Ketogenese.

... KLEINE SÜNDEN ...

- 10 g dunkle Schokolade (mind. 70% Kakao) = 3,3 g KH
- 20 g Mandeln = 4,2 g KH
- 1 Scheibe Knäckebrot = 4,8 g KH
- 5 Gummibärchen = 7,6 g KH
- 200 g Brombeeren = 5,4 g KH
- 1/2 Apfel = 6 g KH

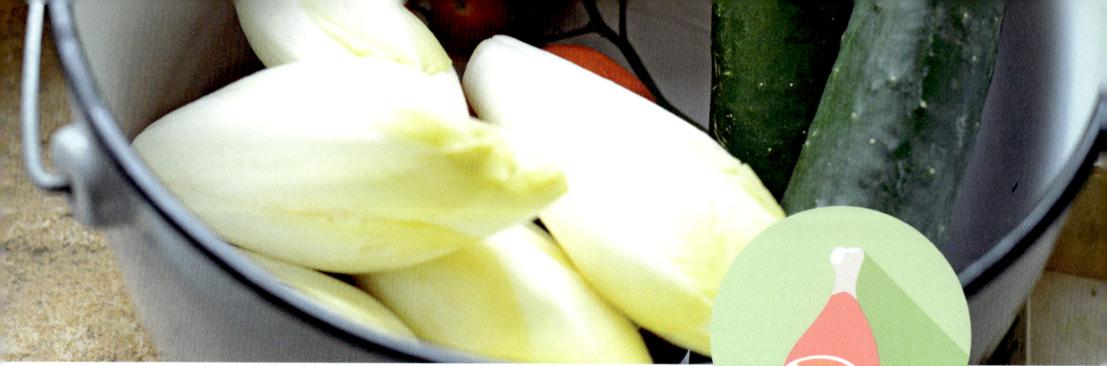

Die 70/30-Regel

99,999 Prozent aller Lebewesen auf der Erde ernähren sich so, dass ihre Blutzucker- und Insulinspiegel nach der Mahlzeit nicht nennenswert ansteigen. Die 0,001 prozentige Ausnahme sind wir Menschen. Denn: Jeder Aff' weiß Bescheid! Kriegen meine Patienten von mir in der Praxis regelmäßig an den Kopf geschmissen, wenn sie wieder mal langatmig versuchen, mir ihre Ernährung zu erklären. Was sie zum Frühstück essen. Am Vormittag. Zu Mittag. Am Nachmittag. Abends. Nachts. Sorgfältig aufgegliedert. Oft sogar in Gramm-Einheiten. Meistens stolz darauf, wie gesund sie essen. Deshalb so voller Unverständnis über die 14 Kilo Übergewicht. Wo die bloß herkommen? Bei so überlegter Ernährung? Na so was?
Das haben sie irgendwo gelernt. Mir graust zunehmend vor den Ratschlägen in den ernährungswissenschaftlichen Büchern. In den Diätbüchern. Mir graust vor den Ratschlägen der Deutschen Gesellschaft für Ernährung. Wissen Sie weshalb? Jeder Aff' weiß Bescheid! Und es gibt Menschen, die meinen, dem Affen überlegen zu sein. Sie auch? So, so. Also mal ganz langsam: Mit Aff' ist der Schimpanse gemeint. Aus gutem Grund: unser genetischer Artverwandter. Genetisch praktisch identisch. Er hat also sicher den gleichen Stoffwechsel. Und der Aff' hat unser Ziel – noch einmal: unser Ziel (!) – längst erreicht. Der kennt kein Übergewicht, keine Depressionen. Weder Herzinfarkt noch Krebs. Gibt's nicht. Noch viel schlimmer: Der scheint tagein, tagaus recht fröhlich zu sein. Lustig zu schnattern. Bewegt sich fast ununterbrochen. Oder haben Sie schon einmal das Bild eines Schimpansen gesehen, wie er im Ohrensessel vor dem TV hockt? Haben Sie nicht? Da greift eben ein Zahnrädchen in das andere.
Und neben Bewegung ist das Hauptzahnrädchen die Ernährung. Die wir beim Schimpansen ganz genau kennen. Plakativer Merksatz:

30 Prozent rohes Fleisch + 70 Prozent Blätter. !

Das war's. Jegliche theoretischen Erläuterungen von Ernährungsexperten sind überflüssiges Gesumse. Die richtige, die genetisch korrekte Kost zeigt uns jeder Aff'. Jeder Schimpanse.

Tja, auch ich habe gebraucht, bevor mir aufging, dass Schimpansen eben nicht täglich in irgendeinem Obstbaum sitzen und saftig süße Früchte mampfen. Tun sie nicht. Birnbäume im Kongo? Bananenplantagen im Urwald? Aber grüne Blätter, die gibts. Stimmt. Heißt: Gemüse. Und dazu gibt's Insekten, Maden ... rohes Fleisch eben. Hmmm, rohes Fleisch: Ich kann's nicht. Geb ich zu. Meine Frau dagegen liebt Tatar und rohe Leber. Ist mir also (wie so oft) überlegen. Können Sie auch. Müssen Sie aber nicht unbedingt. Hauptsache: Eiweiß. Darüber lesen Sie ab Seite 46.

... KOHLENHYDRATARME SNACKS ...

- 1 Scheibe Keto-Brot (Rezept Seite 126) mit Hüttenkäse und Schnittlauch
- 1 Avocado
- 1 hartgekochtes Ei
- 2 Handvoll Mandeln
- 1 Dose Thunfisch in Öl
- 1 Kugel Mozzarella mit 1 kleinen Tomate und Basilikum (ohne Balsamico)
- jede Menge Oliven
- 1 großes Stück Hartkäse oder Brie (Fettgehalt mindestens 50%)
- 1 Schüssel Vollfettquark mit Kräutern und Gurkensticks
- Bunte Blattsalate mit Krabben an Sahnedressing
- 1 Portion getrocknetes Rindfleisch
- 1 Portion Serranoschinken
- 1 großes Stück Hühnchen- oder Putenbrust

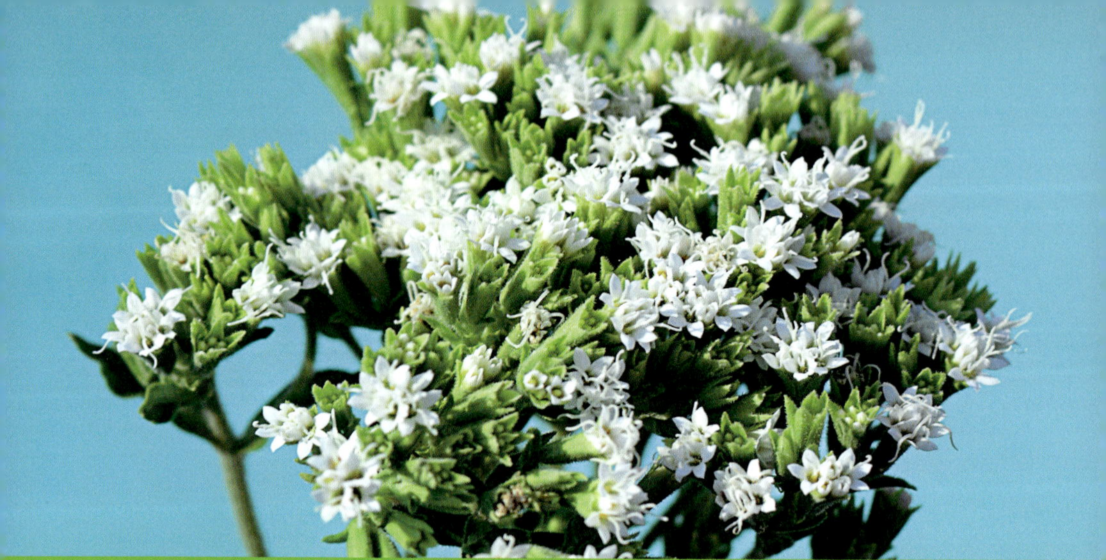

... TRENDTHEMA SÜSSSTOFFE ...

Keto-Diät mit Zucker geht halt nicht. Darum: gerne Süßstoff. Aus dem einfachen Grund, weil's schmeckt. Und weil nur, wer genießt, dabei bleibt. Süßstoff allein macht nicht schlank. Man sollte freilich darauf achten, was man sonst noch so alles isst. Und sich mehr bewegen. Feststeht: Der Mensch will süß. Er will nicht sauer essen und leben. Süß und lustig macht das Ketarierleben Zuckerersatz, Süßstoff oder das indianische Honigblatt Stevia.

Die süßesten Früchte?

Obst. Ein fester Begriff. Der Inbegriff von Gesundheit. Voll mit Vitaminen. Auch ich bin so aufgewachsen. Stichwort Obstsalat. Mein Lieblingsgericht. Freilich: Kurz nach der Pubertät, also so mit 55 Jahren, habe ich begonnen nachzudenken. Hab immer weniger Fachleuten vertraut. Ganz besonders nicht medizinischen Experten. Hab mich an der Natur orientiert. Also an Affen. Unseren Artverwandten.
Die sah ich wirklich damals noch so vor mir in den Bäumen, lustig schnatternd und eine Banane nach der anderen schälend. Oder schmatzend in rotgelbe Kakifrüchte beißend. Saftverschmiert. Der Inbegriff von Gesundheit. Reifer geworden, habe ich gelernt. Ganz langsam. Das mit der Banane ... könnte das gar ein künstliches Bild aus dem deutschen Zoo sein? Denn wir wissen: Die natürliche Banane ist etwa fin-

gergroß, grün und knochenhart. So hat sie der liebe Gott geschaffen. Wenn Sie die essen wollen, müssen Sie die erst kochen. Bananen, wie Sie sie kennen, gibt's in der Natur nicht. Eine künstliche Züchtung des Menschen. Selbstverständlich auf „süß und schön“ gezüchtet. Mit Natur, also mit unseren Genen, mit einer Ernährung, die dazu passt, haben die Bananen aus dem Aldi nichts zu tun. Außerdem: Wachsen die im Bayerischen Wald? Oder muss man die mit viel Lärm, Schmutz und Treibhausgasen erst von weit, weit her holen? Nun ja. Langsam wurde ich wach. Und hab mich mal über den Pfirsich informiert. Der richtige, der natürliche, der unseren Genen adäquate Pfirsich so 4000 vor Christus, war 25 Millimeter groß. Schmeckte wie eine Linse. Wussten Sie das?
Erst die Chinesen haben in jahrtausendelanger Selektion und Zuchtarbeit den heutigen Pfirsich geschaffen: 16-mal größer, 27 Prozent saftiger und vier Prozent süßer. Mal ehrlich: Wenn Sie die Wahl hätten? In welchen würden Sie reinbeißen? Genau. Oder nehmen Sie die Wassermelone. So 3000 vor Christus gab's die schon. Die war fünf Zentimeter groß. Wog 80 Gramm. Und wurde hochgezüchtet: Die heutige Wassermelone ist 1680-mal größer und wiegt zwei bis acht Kilo. Ein wahres Wunder menschlicher Zuchtbemühungen. Zuckerwassermelone. Zucker macht übrigens viermal so stark abhängig wie Kokain. Übergewichtige sind nicht willensschwach oder nachlässig, sondern viele sitzen in einer Stoffwechselfalle fest: Das Belohnungszentrum im Gehirn schreit nach Zucker, um einfach wieder zufrieden zu werden oder wenigstens etwas schnelle Energie zu haben. Gleichzeitig schnappt die Hunger-Kohlenhydrat-Falle zu. Mit Heißhunger und Fettverbrennungsstopp. Wir zahlen dafür mit Übergewicht, hohen Blutfettwerten und Diabetes.

Ein Wort zum Gemüse

Sie erinnern sich an den Affen? 70 Prozent Blätter. Dieses Los zieht auch derjenige, der in die Ketose kommen möchte. Essen Sie vor allem das, was über der Erde wächst. Ideal, wenn es grün ist. Was drunter wächst, enthält viel zu viel Stärke, etwa Kartoffeln und Wurzeln.
Gemüse und Obst verlängern das Leben. So die Langzeitstudie der Universität London an 65 226 Briten (*Journal of Epidemiology & Community* 2014; 68: 856–862). Freilich ist Gemüse noch lebensverlängernder als Obst. Eine Portion frisches Gemüse (75 Gramm) reduziert das Sterberisiko um 16 Prozent. Eine Portion Obst (150 Gramm) schafft nur vier Prozent. Frisch! Aus der Dose oder als Saft verkürzt Obst das Leben.

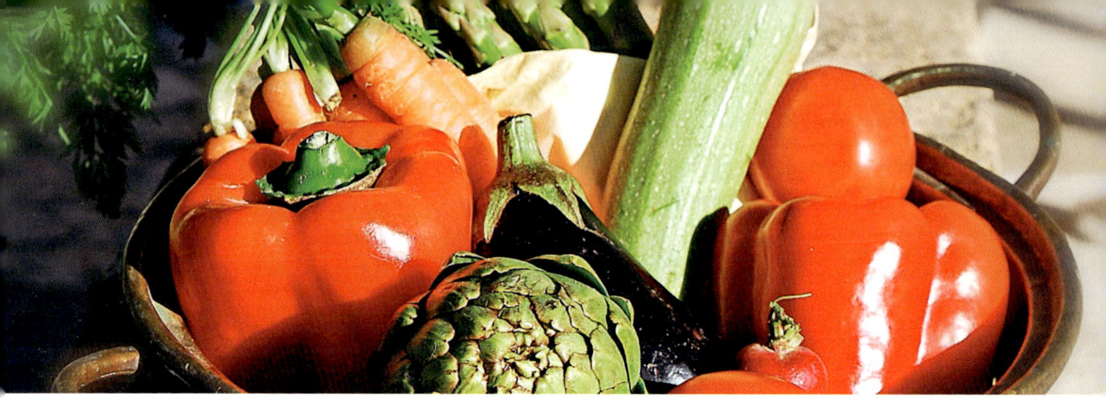

Das, was man isst, sollte natürlich frisch, reif und naturbelassen sein. Für eine Fülle an wertvollen und leicht verfügbaren Vitalstoffen in Shake, Salat oder Suppe, nimmt man das Gemüse möglichst aus kontrolliert biologischem Anbau, aus der Region und à la Saison. Optimal ist natürlich das, was im eigenen Garten wächst, oder das vom Wochenmarkt, aus dem Bioladen oder vom Gemüsehändler Ihres Vertrauens. Grünzeug aus Bioanbau aus dem Freiland enthält mehr Chlorophyll und Nährstoffe als im Gewächshaus gezogene Gemüsesorten, Salate und Kräuter.

Natürlich können Sie Gemüse auch trinken. Frisch gepresst oder mal in Form eines Direktsaftes. Allerdings dürfen Sie nicht vergessen, einen Blick auf die Kohlenhydrate zu werfen. Auch die zählen, genauso wie die vom Keks oder Gummibärchen. Zum Beispiel: Tomatensaft (2,1 g KH/100 g), Sauerkrautsaft (1,5 g KH/100 g), Karottensaft (6,8 g KH/100 g) nur als Saftmischung mit Sauerkraut, Sellerie, Gurke, Paprika. Nicht nur im Sommer lecker: Gazpacho selbst gemixt (1 g KH/100 g).

Genießen Sie vor dem Essen eine große Schüssel Blattsalat. Das füllt den Magen und liefert Stoffe, die den Blutzuckerspiegel in seine Schranken weisen.

Bitterstoffe aus Gemüse und Kräutern sind exzellente Appetitzügler, harmonisieren den Säure-Basen-Haushalt des Körpers, regen Stoffwechsel und Verdauung an, entwässern, fördern die Ausscheidung von Giftstoffen – und schenken eine neue Leber. Eine Drei-Wochen-Bitterstoffkur regeneriert alle Verdauungsorgane.

Natürlich bitter sind: Artischocke, Kohlrabi, Endivien, Brokkoli, Rosenkohl, Radicchio und Chicorée. Sie enthalten noch viel von den Bitterstoffen namens Glucosinolate. Wildpflanzen: Bärlauch, Brunnenkresse, Brennnessel, Löwenzahn, Rucola, Wasserlinsen, Sauerampfer, Kerbel, Kapern schmecken super in Suppe und Salat. Und bitter würzen können Sie mit Beifuß, Bockshornklee, Eberraute, Estragon, Koriandergrün, Kurkuma, Majoran, Oregano, Salbei. Gemüse und Obst enthalten wertvolle Ballaststoffe, die schlank halten und vor Krebs schützen. Täglich nur zehn Gramm Ballaststoffe mehr senken das Herzinfarktrisiko um 19 Prozent.

GRÜN

Diese Lebensmittel enthalten bis zu 3 g Kohlenhydrate pro 100 g

GEMÜSE

- Artischocke (2,6)
- Aubergine (2,5)
- Blumenkohl (2,3)
- Brokkoli (2,5)
- Fenchel (2,8)
- Frühlingszwiebel (3,0)
- Grünkohl (2,5)
- Gurken (1,8)
- Knollensellerie (2,3)
- Mangold (0,7)
- Paprika (2,9)
- Portulak (0,6)
- Radieschen (2,1)
- Rettich (2,4)
- Sauerkraut (0,8)
- Schwarzwurzel (1,6)
- Spargel (2,0)
- Spinat (0,6)
- Staudensellerie (2,2)
- Tomate (2,6)
- Wirsing (2,4)
- Zucchini (2,2)

SALATE UND KRÄUTER

- Brunnenkresse (0,4)
- Chinakohl (1,2)
- Eisbergsalat (1,9)
- Endiviensalat (1,2)
- Feldsalat (0,7)
- Kopfsalat (1,1)
- Löwenzahnblätter (2,4)
- Radicchio (1,5)
- Rucola (2,1)
- Schnittlauch (1,6)
- Sauerampfer (2,0)

PILZE

- alle Sorten (<1) außer Shiitake und Trüffel

SAMEN UND SPROSSEN

- Alfalfa-Sprossen (2,1)
- Bambussprossen (1,0)
- Bohnensprossen (2,3)
- Chiasamen (3,3)
- Leinsamen (0,0)
- Oliven (1,8)

GELB

Diese Lebensmittel enthalten bis zu 7 g Kohlenhydrate pro 100 g

GEMÜSE, SALATE UND KRÄUTER

- Bärlauch (4,0)
- Bohnen (grün) (5,0)
- Karotten (4,8)
- Kohlrabi (3,7)
- Kürbis (4,6)
- Lauch (3,3)
- Petersilienwurzel (6,1)
- Rosenkohl (3,3)
- Rotkohl (3,5)
- Sojasprossen (4,7)
- Steckrübe (5,7)
- Topinambur (4,0)
- weiße Rüben (4,7)
- Weißkraut (4,2)
- Zwiebel (4,9)

SAMEN UND SPROSSEN

- Erdnüsse (7,0)
- Kokosnuss (4,8)
- Macadamianüsse (4,0)
- Mandeln (5,4)
- Mohnsamen (4,2)
- Paranüsse (3,6)
- Pekannüsse (4,4)
- Sojakerne (6,3)

ROT

Diese Lebensmittel enthalten mehr als 7 g Kohlenhydrate pro 100 g

GEMÜSE

- Kartoffeln (14,8)
- Pastinaken (12,1)
- Rote Bete (8,4)
- Süßkartoffeln (24,1)
- Zuckermais (15,8)

KRÄUTER UND PILZE

- Petersilie (7,4)
- Trüffel (7,4)

NÜSSE UND SAMEN

- Cashewkerne (30,5)
- Hanfnüsse (33,9)
- Haselnüsse (10,5)
- Kürbiskerne (14,2)
- Maronen (33,0)
- Pinienkerne (20,5)
- Pistazien (11,6)
- Sesamsamen (10,2)
- Sonnenblumenkerne (12,3)
- Walnüsse (10,6)

HÜLSENFRÜCHTE

- Bohnen (alle Sorten) (20,0 – 50,0)
- Erbsen (41,2)
- Kichererbsen (44,3)
- Linsen (40,6)

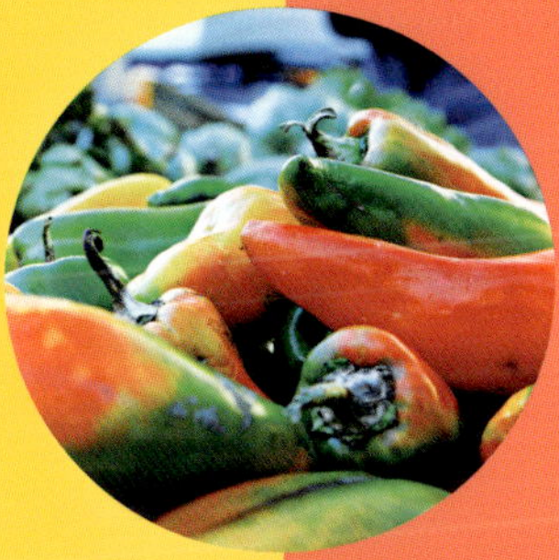

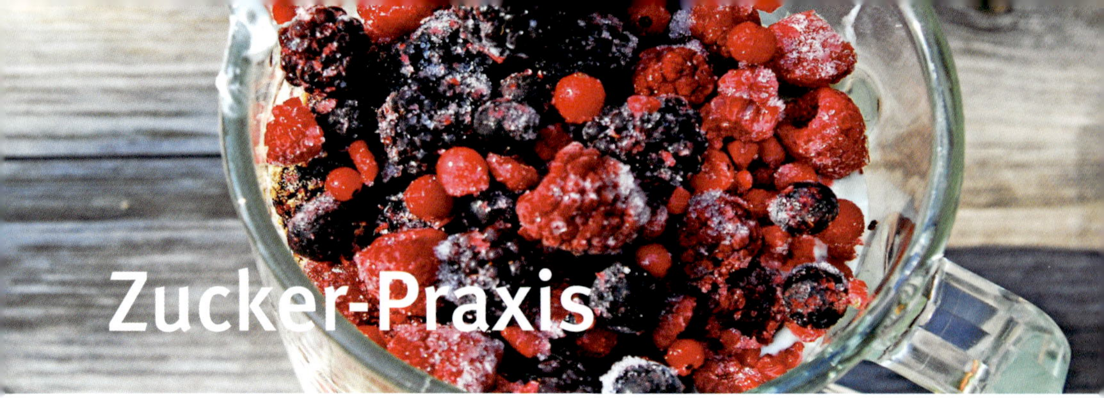

Zucker-Praxis

Unbegrenzt erlaubt: Avocado, Eier, Fleisch, Wild, Geflügel, Fisch und Meeresfrüchte, Käse, Butter, Kokosfett, Olivenöl, Arganöl, Leinöl, Hanföl, Rapsöl. Bitte werfen Sie auch einen Blick auf die umfangreiche Keto-Tabelle ab Seite 132.

Stärkearmes Gemüse: Essen Sie all das, was über der Erde wächst. Und am besten noch grün ist. Was drunter wächst, hat Kohlenhydrate, wie Kartoffeln und Wurzeln. Ab Seite 133 finden Sie eine Tabelle, die zeigt, wie viel Sie wovon essen dürfen.

Davon ein halbes Pfund: All das Gemüse, das nur zwei Gramm Kohlenhydrate pro 100 Gramm enthält, darf mit einer Portion von 250 Gramm auf den Teller. Grünes Blattgemüse (Spinat, Mangold, Portulak, Chinakohl, Sauerkraut), Salate und Kräuter, Pilze, Sprossen (Bambus, Alfalfa), Leinsamen, Oliven.

Davon 150 Gramm: Artischocken, Aubergine, Blumenkohl, Brokkoli, Fenchel, Grünkohl, Gurke, Knollensellerie, Löwenzahn, Paprika, Radieschen, Rettich, Rhabarber, Rucola, Schwarzwurzel, Spargel, Staudensellerie, Tomate, Wirsing, Zucchini.

No-Gos: Lebensmittel, die mehr als 15 Gramm Kohlenhydrate pro 100 Gramm enthalten, vier Wochen lang meiden. Dazu zählen: Getreide (Roggen, Dinkel, Hafer, Weizen und Co.), Ur-Gräser (Amarant, Quinoa), Hirse, Reis. Gemüse, wie Kartoffeln, Süßkartoffeln, Zuckermais. Hülsenfrüchte (Bohnen, Erbsen, Kichererbsen, Linsen). Süßes Obst, wie Bananen, Datteln, Rosinen, Kaki, Weintrauben, Litschi.

Vorsicht süße Nüsse: Glaubt keiner, aber ein paar Kandidaten unter den Nüssen liefern recht viel Kohlenhydrate, wie Cashewkerne, Chiasamen, Hanfnüsse, Maronen, Pinienkerne.

Her mit den guten Nüssen: Da darf man sogar 100 Gramm. Kokosnuss, Macadamianuss, Paranuss, Pekannuss. Oder 50 Gramm Mandeln.

Ketarier müssen auf nichts verzichten. Es gibt sogar Rezepte für Schwarzwälder Kirschtorte (Rezept Seite 16). Und Brot macht man sich aus Mandeln, Leinsamen, Eiern, Pflanzenölen und Eiweißpulver einfach selbst.

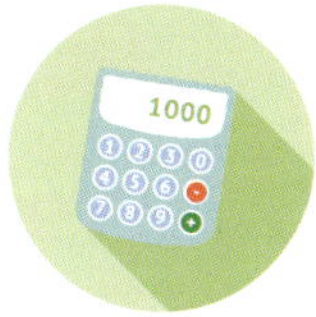

Mehr grünes Wild. Die Brennnessel enthält im Vergleich zu Kopfsalat das 30-fache an Vitamin C, das 20-fache an Betacarotin, das 40-fache an Kalzium, das 25-fache an Magnesium und das 50-fache an Eisen.

Trendig: Chufas. Erdmandeln nennt man die eichelgroßen Sprossknollen eines Zypergrases. Sie schmecken nussig und enthalten nur 25 Prozent Fett – zum Großteil gesund, weil ungesättigt. Sie senken den Blutzuckerspiegel und liefern jede Menge Ballaststoffe. Trotzdem: 64 Gramm Kohlenhydrate pro 100 Gramm! Ab der fünften Woche eine kleine Portion.

Süße 50-Gramm-Sünden: Das, was sieben Gramm Kohlenhydrate pro 100 Gramm enthält, darf Ihnen Ihr Leben in einer 50-Gramm-Portion versüßen: alle Beeren, Papaya, Erdnüsse, Mandeln, Sojakerne.

Süße 30-Gramm-Sünden: Süße Früchte versüßen den Smoothie, allerdings in winzig kleiner Portion. Wie Ananas, Apfel, Birne, Feige, Grapefruit, Honigmelone, Kaktusfeige, Kirsche, Kumquat, Kiwi, Mandarine, Mango, Nektarine, Pflaume, Pfirsich, Wassermelone.

Milch(ersatz)produkte unbegrenzt? Leider nein. Aber 100 Gramm halten den Körper nicht von der Ketose ab. Wer es verträgt, darf wohl portioniert: Buttermilch, Dickmilch, Kefir, Kuhmilch, Joghurt, Schafsmilch, Quark, Mascarpone, Sojamilch, Tofu, Mandelmilch.

GLYX statt kcal: Kalorien zählen ist passé, die Maßeinheit ist der Zuckerfaktor GLYX, der Glykämische Index. Er besagt, wie viel Insulin ein Lebensmittel lockt. In die Keto-Diät passen Lebensmittel mit ganz, ganz niedrigem GLYX unter 15. Gemüse. Pflanzenfette. Fleisch. Wild.

→ **Brombeeren, Himbeeren, Erdbeeren** (erlaubte Keto-Portion: 50 Gramm). Sie enthalten Vitamine, Mineralien, Ballaststoffe, sekundäre Pflanzenstoffe – und wenig Zucker. Sie schützen uns vor Infektionen und Entzündungen und fördern einen gesunden Blutdruck. Auch ein saurer Apfel passt in die Keto-Diät. Da es frische Beeren nur wenige Wochen im Jahr gibt, ruhig auf Tiefkühlware zurückgreifen.

→ **Gemüse und Salat** können Sie unbegrenzt genießen. Vorsicht mit gekochten Möhren, Kürbis, Erbsen, Rote Bete, Mais – die haben einen hohen Glyx von 60 bis 65. Greifen Sie ruhig auch in die Tiefkühltruhe, sie konserviert Vitamine. Das spart Zeit, und man kann ohne viel Aufwand jeden Tag seine Gemüseportion genießen.

→ **Eiweißbrot:** Dann gut, wenn der Anteil an Kohlenhydraten unter 15 Prozent beträgt. Mit viel Eiweiß und Ballaststoffen macht es satt und lockt wenig Insulin. Ideal im Brot: Ballaststoffpulver, Kokosmehl und Haferkleie mit einem verwertbaren Stärkeanteil von unter fünf Prozent (ist auf der Verpackung angegeben).

→ **Eiweißnudeln** bestehen zu mehr als 50 Prozent aus Eiweiß und zu weniger als 20 Prozent aus Kohlenhydraten. Sie haben viele Ballaststoffe und sättigen hervorragend.

→ **Konjaknudel:** Die Nudel aus asiatischem Wurzelgemüse enthält keinen Zucker, keine Kohlenhydrate, nur 0,2 Prozent Fett und lediglich acht Kalorien pro 100 Gramm. Die Nudeln (auch Shirataki genannt) enthalten weder Gluten noch Laktose, sie sind vegan und machen lange satt.

→ **Laktatdrinks** sind milchsauer vergorene, pflanzenölhaltige Getränke auf Milchbasis (oder Sojabasis) mit viel Eiweiß und extrem wenig Kohlenhydraten. Milchsäurehaltige Lebensmittel wie Buttermilch, Kefir, saure Sahne, Sauerkraut eignen sich gut für die Keto-Ernährung, da durch die Vergärung der Zucker- und Stärkeanteil deutlich reduziert wurde. Milchsäure verhindert einen schnellen Anstieg des Blutzuckerspiegels und sorgt für ein gutes Bakterienklima im Darm. Und genau das macht schlank.

→ **Bitterschokolade** enthält wertvolle Flavonoide (die neutralisieren Radikale) und Polyphenole (gesund fürs Herz). Bitterschokolade gibt's sogar mit 99 Prozent Kakaoanteil. Aromatisiert, in kleinen Stücken, wunderbar die Keto-Diät.

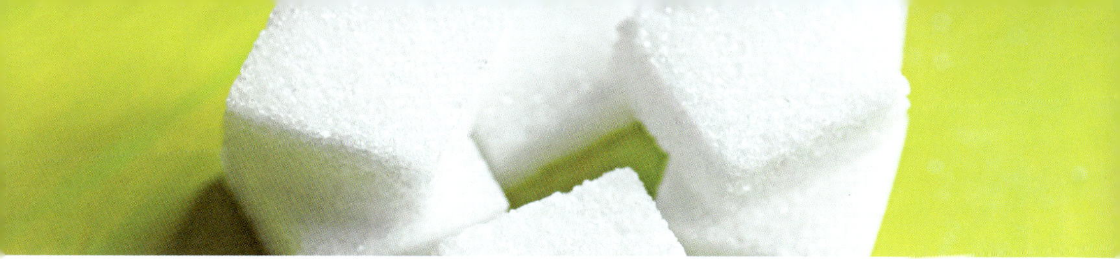

- **Süßstoff:** Freilich passt auch das indianische Honigblatt Stevia in die Keto-Diät. Stevia süßt ohne Kalorien. Gibt's als grüne Blätter, weißes Pulver oder in Tropfenform. Ketarier benutzen auch oft Erythrit als Zuckerersatz. Erythrit hat 70 Prozent der Süßkraft von Zucker und beeinflusst den Insulinspiegel nicht.

- **Quinoa und Amarant:** Die eiweißreichen Samen sind ein guter Getreide- und Reisersatz und enthalten alle lebenswichtigen Omega-3-Fettsäuren, Kalzium sowie Eisen für mehr Energie. Nur in kleinen Portionen essen, da sie einen Glyx von 35 haben. Und: erst nach den vier Wochen.

- **Kichererbsen** liefern viel Eiweiß sowie Kalium, Magnesium, Zink, Folsäure und eine Reihe wichtiger B-Vitamine – sowie relativ wenig Kohlenhydrate (Glyx von 30). Die echten Paleos meiden auch alle Hülsenfrüchte. Ab der fünften Woche denke ich da nicht mehr so streng.

- **Kokosmehl,** das getrocknete, entölte und gemahlene Fleisch der Kokosnuss, besteht zur Hälfte aus Ballaststoffen. Es enthält acht essenzielle Eiweiße und gesunde MCT (mittellange Fettsäureketten) zur Förderung der Mineralienaufnahme. Es reinigt den Darm und unterstützt so Abwehrkräfte und Vitalität. Es sorgt auch dafür, dass toxische Stoffe und Cholesterin schneller den Körper verlassen. Schmeckt gut im Keto-Shake, Joghurt, Müsli, und man kann es zum Backen verwenden.

- **Lupinen:** Der Samen der Wildblume liefert 50 Prozent hochwertiges Eiweiß, verschiedene Mineralien und Ballaststoffe. Genießt man als Quark und Schnetzel – der heimische Tofu sozusagen.

- **Vorsicht süße Getränke!** Eistee, Fertig-Smoothies, Cola und andere zuckerhaltige Limonaden und Fruchtnektare enthalten zwölf bis 15 Prozent Zucker. Gewöhnen Sie sich auch den Zucker in Kaffee und Tee so gut es geht ab. Es dauert zwei bis vier Wochen, dann fehlt Ihnen die Süße nicht mehr. Naturreine Fruchtsäfte enthalten meist genauso viel Zucker wie Softdrinks.

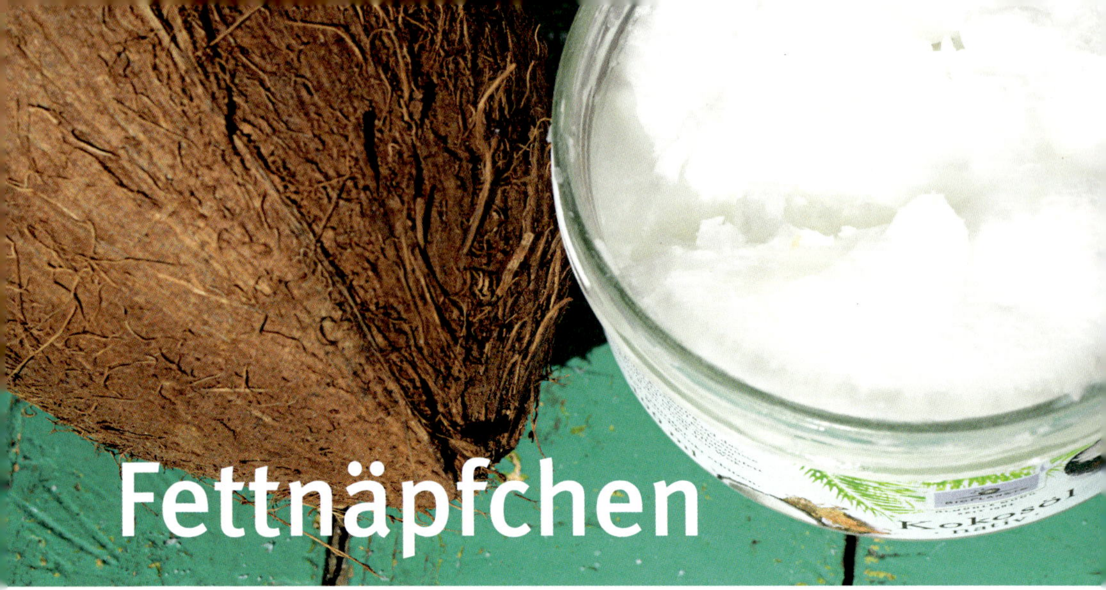

Fettnäpfchen

Morgens ein Tässchen Kaffee mit einem Löffel Butter. Hmmmmm. Der Hit in den USA. Darauf kam der amerikanische Unternehmer Dave Asprey. In Tibet hatte er beobachtet, wie die Menschen Butter aus Yakmilch in ihren Tee rühren. Für unseren Gaumen ungenießbar. Daraus entwickelte er die westliche Variante, den „kugelsicheren Kaffee". Beliebt bei Ketariern, Paleo-Fans, Fitnessfreaks und Ernährungswissenschaftlern. Zucker muss draußen bleiben. Dafür darf ein dicker Löffel Butter von der grasgefütterten Biokuh auch mit einem Löffelchen nativem Kokosöl in die Tasse. Schmeckt leicht süßlich. Und kokosnussig. Verpasst einem den morgendlichen Energie-Tritt in den Allerwertesten und macht lange, lange satt. Vor dem Trinken sollte man sein neues Hallo-Wach allerdings mit dem Pürierstab homogenisieren. Der Erfinder garantiert: Ein Kaffee mit zwei Teelöffeln Butter in der Früh – macht kein anderes Frühstück notwendig, und man erlebt den Morgen seines Lebens.
Butter! Ja. Butter. Fett. Morgens. Cholesterin. Im Amiland! Die sind wie immer ein wenig weiter als wir. Ein wichtiger Merksatz:

Um in die Fettverbrennung zu kommen, müssen wir Fett essen!

Ja, so was aber auch. Das kann doch nicht sein. Oder vielleicht doch? In den letzten 40 Jahren haben die großen Ernährungsinstitutionen in den zivilisierten Ländern, besonders USA und Deutschland, Unfug erzählt. Leider. Folgenschweren Unfug. Hier ging es ja nicht um ein neues Paar Schuhe, sondern um Krankheit, Leid und Tod der

Gesamtbevölkerung. In der Zeitschrift *Time* (23. Juni 2014) wird festgestellt: Obwohl die Amerikaner seit 40 Jahren deutlich weniger Butter, Eier, Käse und rotes Fleisch verzehren, sind sie heute kränker als vor 40 Jahren. Herzkrankheiten sind noch immer der Hauptkiller, Typ-2-Diabetes hat um 166 Prozent zugenommen. Und das Übergewicht ist und bleibt eine böse, bose Epidemie.

1977 empfahlen die „Dietary Goals for the United States" den Amerikanern, weniger stark fetthaltiges rotes Fleisch, Eier und Milchprodukte zu sich zu nehmen und stattdessen mehr Obst, Gemüse und vor allem Kohlenhydrate zu essen. 1980 gab das USDA (U.S. Department of Agriculture) seine erste Diätvorschrift heraus, die empfahl, Cholesterin und Fett im Allgemeinen zu meiden, um das Herzinfarktrisiko zu minimieren. Das führte dazu, dass mehr und mehr Light-Produkte auf den amerikanischen Markt kamen, Light-Joghurt, Low-Fat-Mikrowellen-Abendessen, Halbfettmilch und trockene Kekse. Brot, Frühstückscerealien und Pasta bildeten die Basis der amerikanischen Ernährungspyramide – und unserer auch. Dreieinhalb Jahrzehnte später stellt man fest, dass dieses Ernährungsexperiment danebenging. Jeder zehnte Amerikaner leidet an Typ-2-Diabetes. Und die *Time* titelt: „Iss Butter!"

Wer an Fett spart, nimmt zu

Die den Empfehlungen zugrundeliegende Studie zählte übrigens 2500 kranke Männer – nach dem ersten Herzinfarkt oder Schlaganfall. Da hat man dann geguckt, ob die den nächsten Infarkt später kriegen oder gar länger leben. Nö. Die lebten genauso lange oder kurz weiter, wie die Nicht-Fettsparer. Wir wissen heute: Wer an Fett spart, nimmt zu. Heißt, das wissen wir eigentlich schon länger. Da gab's mal einen William Banting. Der schon 1863 sein Büchlein *Letter on Corpulence* veröffentlichte. Das wurde immer wieder nachgedruckt bis 2007 (!). Darin finden Sie so nette Tipps wie:

- Reichlich Bewegung, wie zum Beispiel Rudern auf der Themse.
- Zum Frühstück nehme man 140 Gramm Rindfleisch, Hammel, Leber, Fisch, Speck oder Aufschnitt sowie eine große Tasse ungesüßten Tee ohne Milch und einen kleinen Keks zu sich. (Ist das nicht süß? Der kleine Keks?)
- Mittags: 150 Gramm Fisch, Fleisch, Gemüse, eine Unze (28 Gramm) getrocknetes Toastbrot (guten Appetit), Geflügelfleisch oder Wildbret. Dazu drei Gläser Rotwein, Sherry oder Madeira-Wein. Heißt neudeutsch: Low Carb. Fast ketogene Diät. 1863 schriftlich festgelegt. Er fasst das Ganze zusammen mit den gol-

denen Worten: „Ich kann nun mit gutem Gewissen sagen, dass die Menge der Nahrung am besten dem natürlichen Appetit überlassen bleibt, und dass es nur die Qualität ist, die entscheidend für die Verringerung und die Heilung von Fettleibigkeit ist."

Und Banting heilte sich von der Fettleibigkeit, von Gelenkschmerzen, von … viel essend. Das war die erste kohlenhydratarme, proteinreiche Diät in der Geschichte der Medizin. Eine Diätform, die nach heftigsten Attacken der Ärzteschaft, zum Beispiel auch gegen den berühmten Atkins, erst Anfang des 20. Jahrhunderts als Grundlage für die ketogene Diät bei Anfallsleiden (Epilepsie) erfolgreich eingesetzt wurde.

Einfach mal umdenken

Hunger ist der Sargnagel aller Diäten. Eine Low-Fat-Diät mit wenigen Kalorien kann nicht funktionieren. Die Zellen werden dabei nämlich insulinresistent. Die Folgen: Übergewicht, Diabetes, hohe Triglyceridwerte und niedrige HDL-Werte. Studien des US-Mediziners Eric Westman (Duke University) zeigen, dass das Ersetzen von Kohlenhydraten durch Fett einen bestehenden Diabetes rückgängig machen kann (*Nutrition & Metabolism* 2008; 5: 36).

Einfach und mehrfach ungesättigte Fettsäuren aus Gemüse, Nüssen, Samen und Fisch wirken sich positiv auf die Linie aus. Sprich: die mediterrane Diät – und das, obwohl sie nicht fettarm ist. 40 Prozent der Kalorien stammen aus einfach und mehrfach ungesättigten Fettsäuren.

Während gesättigte Fettsäuren im schlimmsten Fall keinen Einfluss auf koronare Erkrankungen haben können, sind andere Fette sogar regelrecht gesundheitsfördernd. Es gibt Beweise, dass Omega-3-Fettsäuren aus Leinsamen und Lachs vor koronaren Herzkrankheiten schützen können. Eine Studie von 2012 zeigt, dass Fett in Milchprodukten besser schützt als Fett aus Fleisch (*Advances in Nutrition*, Mai 2012; 3: 266–285). Und Sie haben immer geglaubt, um schlank zu werden, müsse man hungern. Übrigens: Muskeln futtern Fett. Ein Kilogramm Muskeln verbraucht im Ruhezustand in 24 Stunden 100 Kalorien. Macht im Jahr: 36 500 kcal = fünf Kilogramm Fett weniger. Nennt man Nachbrenneffekt. Die Basis fürs Schlankwerden. Man verbrennt mit mehr Muskelmasse mehr Kalorien, auch nach dem Sport, ganz gemütlich auf der Couch. Auch ein Grund, warum Sie Fett künftig überhaupt nicht mehr fürchten. 70 Prozent Fett als Energielieferant empfehlen Ketarier, die es wissen. Fünf Prozent Kohlenhydrate. Da rollt es der DGE die Fußnägel auf. Macht das Sinn? Ja, freilich. Der Körper muss lernen, wieder Fettverbrennungsenzyme zu bilden.

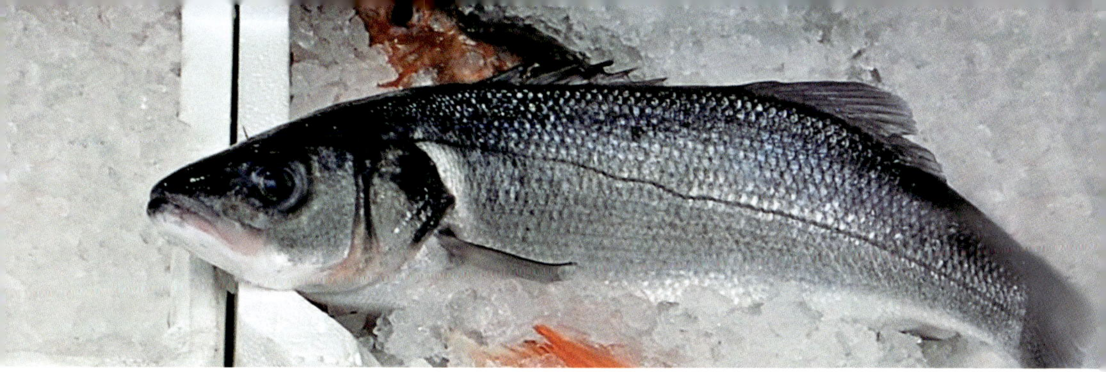

Braucht er ja mit seinen täglich 55 Prozent (und mehr) Kohlenhydrate nicht. Und wieder merken: Je insulinresistenter man ist, desto höher sollte der Fettanteil sein, und umso niedriger der Kohlenhydratanteil, wenn man abnehmen möchte. Da gibt es am Anfang ein paar Verdauungsprobleme, weil man ja die Fettenzyme, die man für die Verdauung braucht, noch nicht hat. Da helfen leichter verdauliche MCT-Öle (wie Kokos).

Ganz wichtig, die Omegas!

Fehlen Omega-3-Fettsäuren, schaltet der Körper auf Heißhunger, stoppt die Schlankhormonproduktion, drosselt die Immunaktivität, fördert Entzündungen im Körper – und das alles macht ganz schlechte Laune.
Omega-3-Fischöl (DHA und EPA): EPA (Eicosapentaensäure) und DHA (Docosahexaensäure) sind die biologisch aktivsten Omega-3-Fettsäuren. Reichlich in Mikroalgen enthalten und in fettreichen Kaltwasserfischen wie Lachs, Makrele, Hering, Thunfisch und Sardinen, die sich von Algen ernähren. Omega-3 schützt vor erhöhten Blutfettwerten, Bluthochdruck und damit vor Arteriosklerose, Herzinfarkt und Schlaganfall. Es beugt chronischen Entzündungen vor und rheumatischen Erkrankungen. Es schützt vor Altersblindheit, Demenz und Depressionen.

→ **Alpha-Linolensäure (ALA):** Diese Omega-3-Fettsäure aus Pflanzen schützt die Mitochondrien und das genetische Material. Es wirkt als Antioxidants, erhöht die Insulinempfindlichkeit und wirkt so gegen Diabetes, optimiert die Blutfettwerte, senkt das Risiko für Bluthochdruck, Arteriosklerose, Thrombose, Schlaganfall, Herzinfarkt und Krebs und mildert entzündliche Erkrankungen wie rheumatische Arthritis, Neurodermitis und Morbus Crohn. ALA verbessert außerdem den Muskelzuwachs und erhöht Kraft sowie Ausdauer bei Sportlern. Besonders viel von dieser essenziellen Fettsäure ist in Leinöl, Hanföl und Walnussöl.

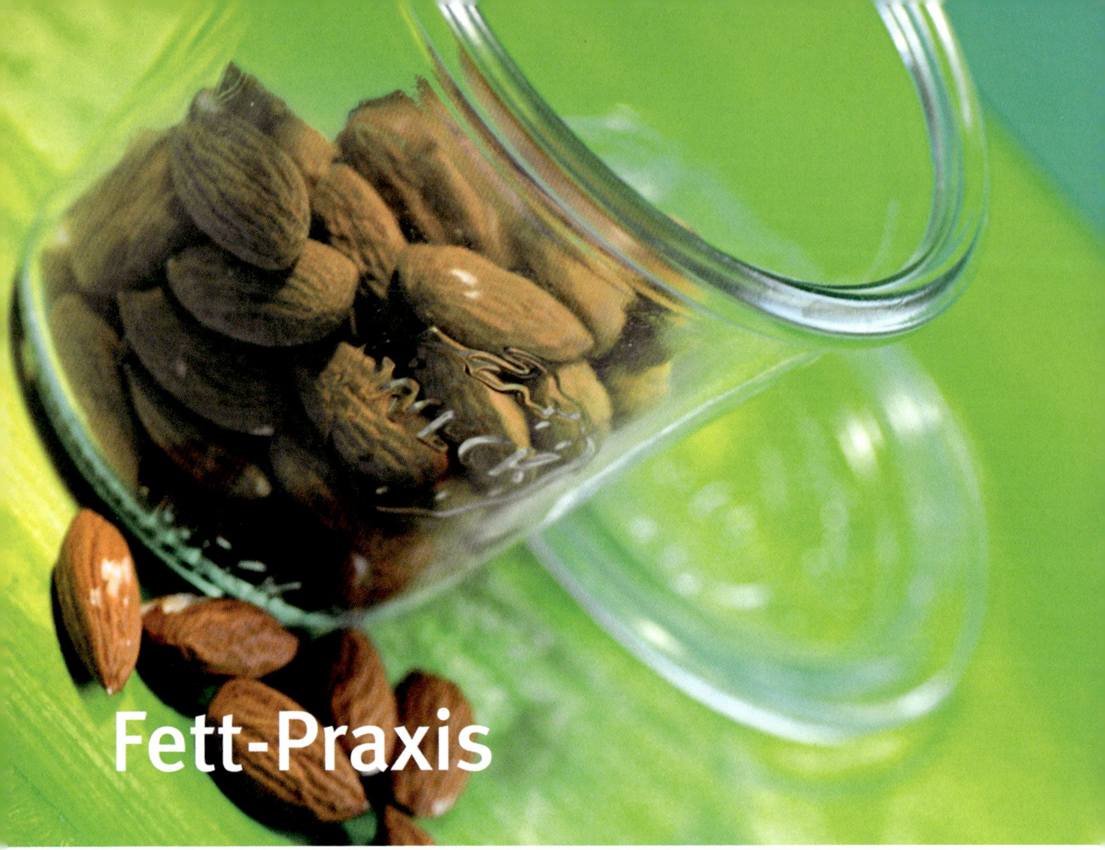

Fett-Praxis

···➤ **Real food** heißt der Trend in den USA. Die Natur macht's gut. Erst die Industrie verarbeitet es zu Müll. Stoffwechselmüll. Gilt auch für Fett. Vor allem für gehärtetes Fett. Bringt Sie um. Steckt im Fertigprodukt.

···➤ **No-Go: Low Fat?** Das bitte vergessen! Vor allem bis man in der Ketose ist, muss man ganz viel Fett aufnehmen. Energie gewinnen wir also aus Avocado. Kokosfett. Pflanzenfetten. Auch mal Schmalz, Butter, Speck ... und natürlich aus dem eigenen Bauchspeck. Auch bei Käse müssen Sie nicht auf die Fettstufe achten. Okay, sie darf ruhig hoch sein. Aber die erste Woche nur winzige Stückchen Käse essen!

···➤ **High Fat:** Nein, Sie müssen jetzt nicht die Ölflasche ansetzen. Bereits 100 Milliliter liefern 900 Kalorien. Suppen und Salate mit Öl würzen. Avocado in den Smoothie mixen. Nüsse knabbern. Marmoriertes Biofleisch wählen. Morgens Quark mit Leinöl essen. Ein Löffelchen MCT (Kokosöl) in den Kaffee geben. Bitte langsam anfangen. Wer nicht daran gewöhnt ist (Lipasemangel), kriegt ganz schön Bauchweh.

Avocado. Die schlanke Liebe fürs Leben. Die ideale Keto-Frucht! Ölsäure und Vitamine machen sie zu einem wunderbaren Snack gegen Heißhunger. Mit ihrer Mannoheptulose senkt sie den Blutzuckerspiegel. Die darf man unbegrenzt essen. **Tipp:** Das Fleisch von einer Avocado mit zwei Esslöffeln Kakaopulver und etwas Stevia verquirlen. Kalt stellen – als leckeres Dessert genießen.

Fetter Seefisch. Lachs, Thunfisch, Makrele, Hering versorgen den Körper mit Omega-3-Fettsäuren. Schon mit zwei Rollmöpsen deckt man für eine Woche den Omega-3-Bedarf. Wer keinen Fisch mag, holt sich diese wichtigen Fettsäuren als Kapsel aus der Apotheke.

Fleisch und Butter? Es ist schon lange bekannt, dass Fett aus Gemüse wie Oliven oder aus Fisch vor kardiovaskulären Erkrankungen schützen kann. Neuerdings zeigt sich, dass auch gesättigte Fettsäuren aus rotem Fleisch oder Butter keine negativen Effekte auf den Körper haben. Wenn sie aus „sauberer" Quelle stammen.

Wild und weißes Fleisch (Geflügel, Kaninchen, Kalb) dürfen Sie trotzdem weiterhin dem roten vorziehen (Schwein, Rind, Lamm). Und Wurst in winzigen Mengen genießen, sie enthält verhältnismäßig viel Fett, das Entzündungen im Körper aufflammen lässt. Besser als Wurst: Lachsschinken, Bündner Fleisch, Corned Beef, Roastbeef. An Bioware darf der Fettrand ruhig dran sein.

Schweinefleisch, Innereien und die Haut vom Geflügel enthalten Arachidonsäure – eine der Omega-6-Fettsäuren. Aus ihr bastelt der Körper schlechte Eicosanoide (Gewebshormone), die den Fettabbau verhindern und Entzündungen fördern.

Bitte Bio: Fleisch und Milch von Tieren, die artgerecht gehalten und gefüttert werden, haben ein wesentlich gesünderes Fettsäureprofil. Es enthält viel mehr Omega-3-Fettsäuren und die konjugierte Verwandte der Linolsäure, CLA genannt. CLA-Fette bremsen das Stresshormon Cortisol, das den Bauch wachsen und Muskeln schwinden lässt.

Mehr pflanzlich als tierisch. Wer abnehmen will, prasst nicht ganz so stark mit Butter, Braten und Sahne. Darf aber keinen Hunger haben. Muss sich mit Eiweiß und essenziellen Fetten satt essen: Nüsse, Avocado, Quark, Fisch ...

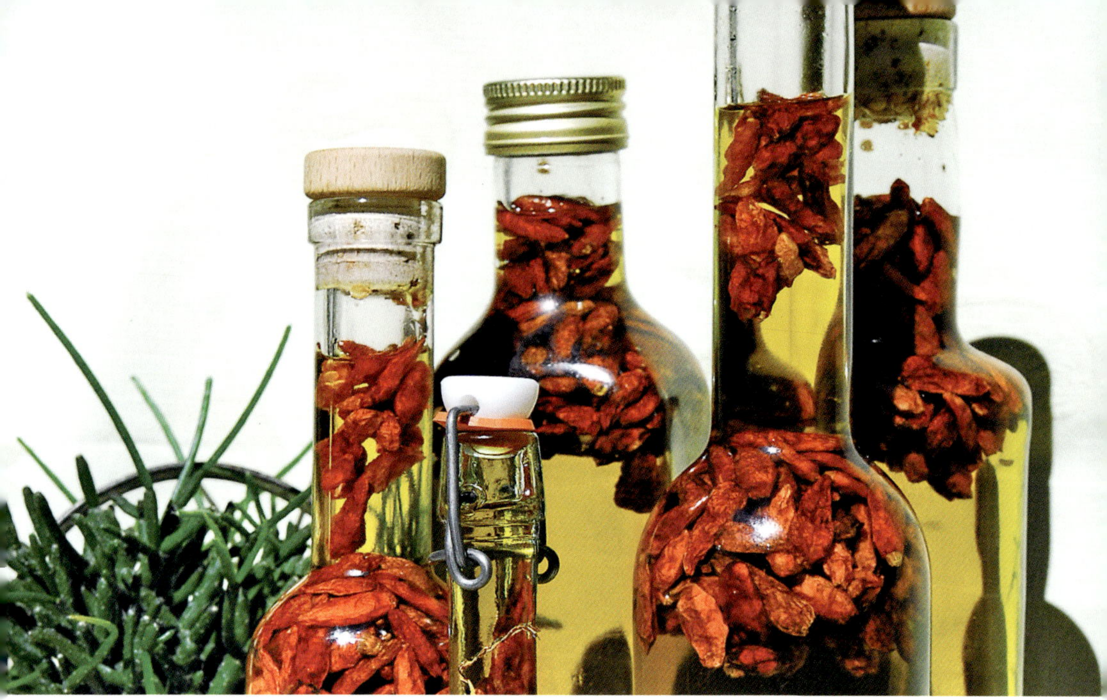

Käse: Man darf ruhig auch fetten Käse genießen, anfangs die kleineren Stücke. Das Gemüse mit einer fröhlichen Lage Käse überbacken. Tomaten mit Frischkäse füllen. Das Omelette morgens mit Käse aufpeppen. Überhaupt: Käse gehört einfach in die Küche der Ketarier.

Olivenöl (nativ extra) schützt das Herz und zügelt den Appetit. Einfach per Schnapsglas vor dem Essen. Auch von Leinöl, Hanföl, Nussölen kann man so viel man will genießen. Gut zur Abwechslung: Sesamöl, Walnussöl, Kürbiskernöl, Arganöl.

Frühstück: Echte Ketarier essen gebutterte Eier, Rührei mit Speck oder trinken ganz einfach einen großen Butterkaffee (etwa 50 Gramm Butter, zwei Teelöffel MCT-Öl). Übrigens: Im Ayurveda gibt's ja auch das Ghee, also gehärtetes Butterfett.

Kokosöl (nativ, ungehärtet) kann hoch erhitzt werden, bildet keine Transfettsäuren. Ideal für Ketarier! Denn aus den mittelkettigen Fettsäuren bastelt die Leber Ketone, die den Körperzellen Energie liefern und satt machen. Kokosöl verwöhnt die Nerven mit B-Vitaminen, stärkt die Immunkraft, senkt den Cholesterinspiegel, liefert viel Selen – und entgiftet den Körper. In der Szene auch bekannt als MCT-Fette.

···> **Leinöl:** Seine Omega-3-Fettsäuren locken gute Eicosanoide, Gewebshormone, die jede Zelle schützen. Leinöl senkt das Diabetes-Risiko und schützt das Herz.

···> **Distelöl,** Weizenkeimöl, Maiskeimöl, Sojaöl und Sonnenblumenöl enthalten viele Omega-6-Fettsäuren, die die guten Omega-3-Fettsäuren verdrängen. Das gesunde Verhältnis Omega-6- zu Omega-3-Fettsäuren sollte 5:1 sein, noch besser 2:1. Die Realität aber ist 56:1. Ein Entzündungspulverfass.

···> **Butter** darf ruhig auch mal in die Pfanne. Nicht zu stark erhitzen.

···> **Hanfsamen** versorgen den Körper optimal mit Omega-3-Fettsäuren. Und mit 22 Prozent hochwertigem Eiweiß und acht essenziellen Aminosäuren lassen sie auch die Muskeln wachsen. Täglich einen Löffel in den Joghurt oder Smoothie.

···> **Chiasamen** liefern Omega-3-Fettsäuren, wertvolles Eiweiß, viele Ballaststoffe. Sie senken den Insulinspiegel und den GLYX einer Mahlzeit, machen satt (etwa als Chia-Pudding) und eine schöne Haut. Sie stärken das Immunsystem, halten jede Zelle jung. Chiasamen-Gel (1/3 Tasse Chiasamen mit zwei Tassen Wasser verrühren, über Nacht quellen lassen) passt in Smoothies, Getränke, Saucen. Und es macht satt.

···> **Sprossen** von Hülsenfrüchten und Ölsamen liefern Eiweiß- und Vitaminpower pur. Der Keimprozess reduziert den Fettgehalt der Samen, gleichzeitig erhöht sich der Eiweißanteil.

···> **Nüsse knabbern.** Heute weiß man: Das pflanzliche Fett in der Nuss macht nicht dick. Es macht glücklich, gescheit, meidet die Hüfte, schützt das Herz und liefert Mineralien und Spurenelemente. Auch gut: Sesamsamen, Sonnenblumenkerne, Leinsamen und Kürbiskerne.

···> **Mandelmus.** Ketarier verzichten auf Nutella und schlemmen stattdessen Mandelmus. Passt gut in den Smoothie. Schmeckt als Aufstrich auf Gemüse oder Eiweißbrot und kann auch schlichtweg so gelöffelt werden.

···> **Billige Margarine,** Fertigprodukte, Frittiertes und raffinierte Öle (wie Palmöl) enthalten herzschädigende Transfette. Sie lassen sich unschön auf der Hüfte nieder und sind auch für Entzündungen im Körper verantwortlich.

... KLEINE GESCHICHTE: ANNES WELT ...

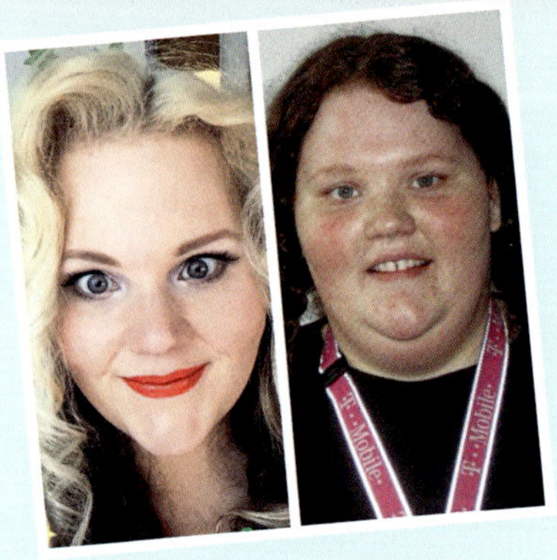

Anne ist eine Bloggerin, die 160 Kilo abgenommen hat – und auf your-diet-angel.com/blog zeigt, dass sie mehr weiß als viele diplomierte Ernährungsexperten. Sie sagt: „Der Wechsel zu weniger Carbs hat mir 2007 das Leben gerettet und mich von den lebensgefährlichen 262 Kilo auf den Weg in ein gesünderes Leben gebracht."
Einige ihrer YouTube-Videos werden übrigens über 1,5 Millionen Mal geklickt. Von ihrem Morgenkaffee mit 60 Gramm Butter und Kokosöl bin ich geschmacklich nicht ganz so begeistert, aber der Rest ... Doch lassen wir sie selbst erzählen:

Ich liebe ketogene Ernährung, weil ...

... ich endlich nicht mehr hungern muss, um abzunehmen. Es macht satt, zwei bis drei Mahlzeiten am Tag reichen nach der Eingewöhnungsphase vollkommen aus, um mit voller Energie, satt und zufrieden durch den Tag zu kommen.
... ich endlich nicht mehr nach Essen suche. Vor Low Carb habe ich ständig nach Essbarem gesucht, ich war nie satt. Und nie zufrieden.
... ich mich bei jeder Blutkontrolle drauf verlassen kann, dass alle Werte großartig sind. Das ist besonders spannend, weil ketogene Ernährung reich an den einstmals verteufelten gesättigten Fettsäuren ist und angeblich das Blutfettprofil verschlechtert. Das Gegenteil ist bei mir der Fall, ein sehr hoher HDL, ein niedriger LDL, sehr niedrige Triglyceride. Trotzdem ist es oft besser, dem Arzt nicht zu verraten, wie diese Werte erzeugt wurden.
... es sich nicht um eine Diät handelt, sondern um einen Lebensstil.
... es so gesund ist. Übrigens der Hauptgrund, warum ich mich etwa zweimal im Jahr für eine ketogene Phase entscheide. Das reguliert meine Hormone, repariert Stoffwechsel und Körper, vergleichbar mit Fasten.
... sehr viel Gemüse erlaubt ist! Das wird immer wieder vergessen.
... sie mich vor der Grippe schützt. Wenn ich merke, ich bekomme eine Grippe oder Erkältung, stelle ich sofort wieder auf ketogene Ernährung um. Da ich sonst Low Carb lebe, geht das in der Regel binnen eines halben Tages mithilfe von MCT-Öl.

Es ist mir schon mehrmals passiert, dass alle um mich herum tagelang mit der Grippe flachgelegen haben, und mich hat sie nur wenige Stunden gestreift. In den Ketosephasen bin ich praktisch immun gegen Ansteckung. Seit acht Jahren hatte ich keine Erkältung. Das überlasse ich jetzt anderen.

... sie mich schnell genesen lässt. Ich hatte Anfang 2014 eine OP. Etwa eine Woche vorher bin ich bereits tief in Ketose gegangen. Und habe den Ärzten freilich erzählt, dass ich Ketonkörper im Blut habe, aber keine Diabetikerin bin. Ich habe die vier Tage nach der großflächigen Endometriose-OP das Krankenhausessen abgelehnt und dort von Butterkaffee, MCT-Öl und viel mitgebrachtem Gemüse mit Mandelbutter gelebt. Natürlich haben meine Mitpatientinnen und die Schwestern etwas blöd geguckt. Aber ernsthaft: Wie soll ich gesund werden, wenn ich mich von Weizenbrötchen (Frühstück), Nudeln (Mittag) und Graubrot (Abendessen) ernähre? Am Sonntag nach der OP stand ich im Fitnesscenter und hatte fortan keine Probleme.

Ein Anne-Tag

Morgens 1 Eigelb roh, 2 ganze Eier roh, 150 ml Mandelmilch (selbst gemacht), 2 Teelöffel Protein, 2 Teelöffel Kakao roh, 1 Esslöffel Kokosöl, gemahlene Vanilleschote (alles Bio!) in den Mixer.

Mittags ein Smoothie aus 2 Tassen grünen Blättern (wie Spinat oder Spitzkohl), 1 Tasse Obst, hauptsächlich fruktosearme Sorten, 1 bis 2 Tassen stärkearmes Gemüse, 1 bis 2 Tassen Wasser oder Kokoswasser, Gewürze und Zugaben nach Wahl, etwa Zimt, Ingwer, Vanilleschoten, Zitronensaft, Zitronenschale (Bio). Auch Chiasamen, Flohsamenschalen, Nüsse, Kokosöl, Kokosmus sind ausgezeichnete Zugaben.

Abends gibt's dann Brathähnchen mit Tomatensalat. Oder Fischfilet mit Gemüse und Käse überbacken.

Und meine (seltenen) Snacks: Apfelspalten mit 1 EL Mandelbutter; Dörrfleisch/Biltong – liefert hauptsächlich Protein. Gut als Ersatz für Eiweißriegel. Eier vorkochen (fest gekocht) und im Kühlschrank lagern. Wenn ich einen Snack brauche, ist es schnell gepellt. 1 bis 2 Handvoll Nüsse, 1 Scheibe Eiweißbrot mit Hüttenkäse und Radieschen. Natürlich ist ein Eiweißshake auch ein guter Snack, deshalb setze ich ihn mit auf die Liste, auch wenn ich zugebe, einen Shake selten als Snack und häufiger als Mahlzeitenersatz zu nehmen.

Ein Wort zum Schluss: Ketogene Ernärung ist kein reines Abspeckprogramm! Wer „nur" abnehmen will, ist mit moderatem Low Carb langfristig besser beraten.

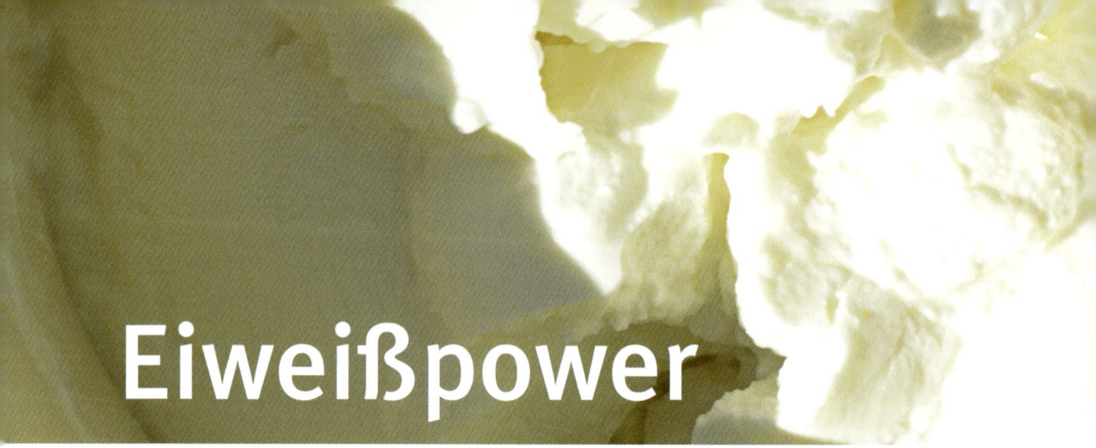

Eiweißpower

Wenn Sie dringend Stärkung brauchten, was hat ihre Oma gemacht? Denken Sie mal kurz darüber nach. Genau: Kraftbrühe gekocht! In New York heißt das Trendgetränk to go nicht mehr Chai-Latte, sondern Bone Broth. Omas Brühe. Auch Starköche haben das Rezept für die jahrhundertealte Knochenbrühe für den modernen Menschen wiederentdeckt. Wenn Knochen lange Zeit vor sich hin köcheln (mindestens zwölf Stunden), dann setzen sie wertvolle Nährstoffe wie Kalzium, Phosphat und Kollagen frei. Die Aminosäuren Glycin und Prolin, die im Muskelfleisch nur wenig vorhanden sind, schwimmen im Bone Broth. Die Brühe spendet Kraft, wärmt, lässt die Haare glänzen und drosselt Entzündungen im Körper. Und: Auch gegen das in den USA bereits weit verbreitete Leaky-Gut-Syndrom (durchlässige Darmschleimhaut) hilft die gute alte Knochenbrühe. Ihre Aminosäuren flicken die Löcher im Darm. Und plötzlich wird das Leben wieder ganz leicht.

Aminosäuren, das Geheimnis Eiweiß

Eiweiß ist Leben. Sie bestehen aus Eiweiß. Idealerweise aus zwölf Kilogramm. Aus zehneinhalb Kilogramm Fett. Aus zwei Kilogramm Mineralien. Aus eineinhalb Kilogramm Genen – und aus einem halben Kilogramm Kohlenhydraten. Warum man immer noch hört, dass unsere Nahrung zu 60 Prozent aus Kohlenhydraten bestehen sollte, ist mir ein Rätsel. Unser Körper besteht nicht aus Kohlenhydraten. Gerade Mal 500 Gramm macht unser Kohlenhydratenergietank in Muskeln und Leber aus. Ihr Körper besteht vor allem aus Eiweiß. Und das Unwichtigste sind die Kohlenhydrate. Das allerletzte. Übrigens völlig überflüssig: Kohlenhydrate sind nicht essenziell, die macht sich der Körper selbst. Die brauchen Sie nicht zu essen. Wenn Sie diesen Satz ernst nehmen, machen Sie die stärkste Veränderung Ihres Lebens durch. Sie werden normal. Hochnormal! Das Geheimnis heißt also: Eiweiß.

Eiweiß ist ein Fatburner …

… und ein hoher Eiweißspiegel die Basis für ein schlankes Leben. Jede unserer Zellen besteht zur Hälfte aus Eiweiß. Eiweißbausteine hängen in Ketten zusammen und heißen Aminosäuren. Etwa 20 dieser Stoffe bilden das Wunderwerk Mensch. Zehn davon müssen wir täglich über die Nahrung aufnehmen, da der Körper sie selbst gar nicht oder nicht ausreichend herstellen kann. Er braucht die lebenswichtigen Aminosäuren aber wie Vitamine. Fehlt nur ein Baustein, läuft die Fettverbrennung nicht mehr rund.

Zum großen Glück kann man Aminosäuren essen. Die heißen nämlich Fleisch oder Fisch. Oder Quark. Oder Eier. „Ess ich doch, Herr Doktor." Höre ich mir seit 40 Jahren an. Was auch immer wir Ärzte monieren, stets kommt: „Tu ich doch, Herr Doktor." Die automatische Antwort. Ich spare mir die Debatten. Ich messe. Ich glaube nicht lange, ich messe gleich direkt nach. Ich messe in Ihrem Blut die für Lebensglück, Lebensenergie und Lebensfreude entscheidenden Substanzen. Also die Aminosäuren. Die machen Sie schlank. Weil sie der Stoff für inneren Antrieb sind (Phenylalanin), für mehr Fettverbrennung (Carnitin), für mehr Kraftwerke in der Muskelzelle (BCAAs, die essenziellen Aminosäuren Leucin, Isoleucin und Valin) – für mehr Lebensenergie.

Nur nicht verrückt sein

Kauen Sie ab und zu auch auf einer Wurzel. Gönnen Sie sich ab und zu eine Handvoll Beeren, genießen Sie ruhig mal ein Löffelchen Honig. Wer das Hirn abschaltet, nur auf Muskeln guckt, sich mit billigen Proteinshakes zuballert, riskiert das Phänomen namens „rabbit starvation" (Kaninchen-Auszehrung). Je magerer ein Tier, desto mehr Eiweiß liefert es. Und ein wildes Kanichen ist mitunter sehr mager. Fehlen Fett und Kohlenhydrate, wird es einem sehr, sehr übel, man leidet unter Durchfall und segnet im Extremfall das Zeitliche. Verursacht wird „rabbit starvation" wahrscheinlich durch die begrenzte Fähigkeit der Leber, die Enzyme hochzuregulieren, die Harnstoff produzieren. Dadurch kommt es zu erhöhten Blutspiegeln an Ammonium und sauren Aminosäuren.

Unsere Ahnen lernten natürlich aus dem Schaden – und aßen nicht nur magere Karnickel und Echsen, sondern kauten auch Wurzeln, Blätter und Samen dazu. Sie kamen auf 15 Prozent Kohlenhydrate. Die brauchen Sie auch – oder genug Fett.

Geheimnis Aminosäuren

Unter dem Begriff BCAAs fasst man die drei essenziellen Aminosäuren **Leucin, Isoleucin** und **Valin** zusammen. Unsere Muskeln bestehen zu einem Drittel aus diesen Eiweißen. Ist zu wenig davon im Körper, baut sich die Muskulatur ab. Insbesondere während einer Diät ist ausreichender Vorrat an diesen Aminosäuren notwendig, um die Muskulatur zu schützen und den Fettabbau zu beschleunigen.

Glycin ist ein natürlicher Appetitzügler. Fehlt dem Körper diese Aminosäure, schlägt er Alarm, quält mit Heißhunger. **Leucin, Isoleucin** und **Valin** stimulieren die Eiweißsynthese und lassen Muskeln wachsen. Mehr Muskeln bedeuten mehr Fettverbrennung. **Lysin und Methionin** sind Bestandteile des Carnitins, das das Fett in die Zelle einschleust, wo es verbrannt wird. Zwei bis vier Gramm Carnitin extra pro Tag verbessern laut Studien die Sauerstoffaufnahme, steigern die Leistung, stärken das Immunsystem, bauen Fett und müde machende Milchsäure ab. Weil Methionin in Ihrem Blut Mangelware ist, sollte es auch in einem guten Eiweißpulver in ausreichender Menge stecken. **Phenylalanin** ist ein natürlicher Appetitzügler, da es im Darm am Aufbau von Cholezystokinin beteilig ist – einem Hormon, das dem Gehirn „satt" signalisiert. Wer genügend Eiweiß isst, lockt damit schlank machende Hormone. Zum Beispiel das Wachstumshormon, das über Nacht für den Fettabbau sorgt. Oder das Hormon des positiven Stresses, Noradrenalin, das auch Energiereserven aus den Fettzellen mobilisiert.

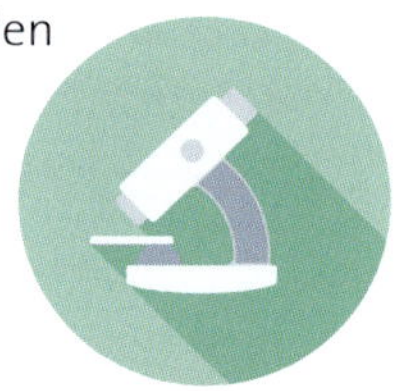

Das Aminogramm

Nach jeder Blutanalyse in meiner Praxis erhalten Sie einen Laborbogen. Das Aminogramm. Da finden Sie alles abgedruckt: Ihre essenziellen Aminosäuren, also Methionin und Lysin, sprich Carnitin, für mehr Fettverbrennung – und für verbesserte Regeneration. Auch die drei BCAAs für weniger Entzündungen, weniger Pfunde, ein längeres Leben. Dann Phenylalanin, was in Ihrem Körper zu Noradrenalin wird, also zum inneren Antrieb. Präzise das Prinzip Ihrer Zigarette, die ja wach macht. Das Prinzip jedes Amphetamins. Das Prinzip von Kokain. Alle diese Stoffe stimulieren Noradrenalin. Wir machen's ein kleines bisschen geschickter: auf natürliche Weise. Mit Eiweiß. So nebenbei. Jeden Tag. Sie finden selbstverständlich im Aminogramm auch das Tryptophan, die Vorstufe von Serotonin, dem Glückshormon, dem Chefhormon. Ein Hormon, das gute Laune und souverän macht. Und den Appetit zügelt. Wenn man es hat. Ihr Körper, Ihre Knochen, Ihre Muskeln, Ihr Blut, Ihre Hormone bestehen aus Eiweiß, bestehen aus Aminosäuren. Nur die Hüfte nicht. Präzise aus den im Aminogramm ablesbaren Stoffen, nämlich den acht bis zehn essenziellen. Aus welchen wiederum dann die übrigen elf Aminosäuren werden – die Bausubstanz Mensch.

Diese Messung zeigt mir, wer Sie sind. Zeigt mir, ob Sie fröhlich oder depressiv sind. Ob Sie lahm sind oder Antrieb haben. Ob Sie kürzer oder länger leben werden. Ob Sie ständig ausgepowert oder frisch und regeneriert sind. Kurz und gut: Was wir an Ihrem Aminogramm ablesen, was dort gemessen wird, ist nichts weiter als Lebensglück, Lebensfreude und Lebensenergie. Und um nichts anderes geht es. Jeden einzelnen Tag unseres Lebens. Eiweiß. Aminosäuren. Das Geheimnis ist ebenso banal wie genial. Können Sie auffüllen. Indem Sie Eiweiß essen. Jede Menge Praxistipps finden Sie auf Seite 52.

Die intelligenteste Nulldiät

Eiweiß macht satt. Eiweiß macht schlank. Eiweiß lässt unsere Muskeln wachsen. Und: Eiweiß zehrt. Essen Sie 200 Gramm Eiweißpulver, dann schießt dem Körper Energie zu. 400 Kalorien aus dem Fettdepot.

Lassen Sie mich erinnern an Prof. Ditschuneit, der schon 1995 den ewig wahren Satz geprägt hat, dass die intelligenteste Nulldiät Eiweißpulver plus Vitamine sei. Warum? Weil es funktioniert. Ohne Hunger und ohne Jo-Jo-Effekt. Aber vor allem, weil es mehr ist als ein Abnehmprogramm. Man saniert den gesamten Stoffwechsel mit Vitalstoffen und Eiweiß. Wir haben das freilich ein wenig modifiziert. Für Ihren Gaumen. Für Ihre Seele. Mit Smoothies, Suppen, Snacks und Salaten ... Sie werden sehen: So fit haben Sie sich noch nie gefühlt.

Wenn Sie über mehrere Wochen eiweißreich essen, auf essenzielle Fette und Vitalstoffe achten und auf Kohlenhydrate verzichten, dann lässt die Lust auf Süßes und auf Kohlenhydrate nach. Wie kommt das? Das Eiweiß dockt nun im Belohnungszentrum an und von dort werden verschiedene Glücksbotenstoffe ausgeschüttet. Nehmen Sie dann noch Vitamine, wird der Aufbau dieser Botenstoffe zusätzlich gefördert. Eiweiß dockt genau da im Belohnungszentrum an, wo auch Alkohol oder Zucker andocken. Dadurch lässt die Lust auf beides nach.

Nur mit Eiweiß kommen Sie aus der Stoffwechselfalle der Zuckersucht heraus.

Die Rezeptoren im Gehirn werden wieder sensibel und bilden sich zurück. Und Sie erleben ungeahnten Antrieb, Lebensenergie, Entschlussfreudigkeit. So wollen Sie weiterleben. Das nennt man Lifestyle. Und der ist ganz plötzlich gesund.

Rotes Fleisch?

Der Mensch ist, was er isst. Sie bauen sich fünf Liter Blut auf. Reines Eiweiß. Sie bauen sich Knochen auf. Reines Eiweiß. Sie bauen sich ein Immunsystem auf. Pures Eiweiß. Sie bauen das größte Organ des Körpers, den Muskel: Eiweiß. Rotes Fleisch. Genau: rotes Fleisch. Das Ziel Ihrer Nahrungsaufnahme ist letztendlich die Umwandlung von Obst, Gemüse, Milchprodukten, Fisch und Getreide ... in rotes Fleisch. Das ist Ihr Ziel. Weshalb essen Sie Reis und Bohnen und nicht gleich rotes Fleisch? Wenn doch alles auf dieses Ziel hinausläuft? Das war's eigentlich schon. Rotes Fleisch ist also das Optimum aller Nahrungsmittel. Und wenn es dann noch roh wäre, also wirklich Vitamine enthalten würde, hätten Sie gewonnen. Aber wir verwechseln hier etwas: Rotes Fleisch an sich ist selbstverständlich ein Optimum an Gesundheit. Dass das eklige übelriechende rot gefärbte Endprodukt, in Plastikfolie eingeschweißt und erhältlich in den Großmärkten, dass dieses sogenannte rote Fleisch meiner Gesundheit wenig dienlich ist ... Das ist gewiss wahr. Also: Rot. Wild. Bio. Mehr Eiweiß. Für mehr Muskeln. Mehr Energie ...
Tja, die Griechen wussten schon, weshalb sie Eiweiß Protein genannt haben. Kommt von Proteo, das heißt: Ich bin der erste. Eiweiß steht nun einmal an erster Stelle, was Leben, Existenz, Körper betrifft. Was Immunsystem, Hormone, den Antrieb betrifft. Alles Eiweiß.
Vielleicht haben die Massai doch recht, wenn sie zu 99 Prozent von Fleisch und Blut leben. PS: Da muss ich gleich wieder an unsere deutschen Ernährungsexperten denken. Die ganz genau wissen: Rotes Fleisch macht Darmkrebs. Blöd aber auch, dass die Massai überhaupt keinen Krebs kennen.

Fleisch oder Bohne?

Die Aminosäurenzusammensetzung von tierischem Eiweiß ist de facto am leichtesten verwertbar. Ein Reh ist uns halt doch ähnlicher als eine Kartoffel (schon mal nachgedacht?). Als Nächstes ist wichtig: Wie gut verdauen Sie später, was jetzt noch vor Ihnen auf dem Teller liegt? Anders herum: Was kommt vom Eiweiß und vor allem von den essenziellen Aminosäuren schließlich in der Blutbahn an? Das weiß die Wissenschaft. Kann man ja studieren. Also gut: Die Frage ist: „Was kommt im Blut an?" Wenn viele essenzielle Aminosäuren auf Ihrem Teller liegen, ist das schon die halbe Miete (biologische Wertigkeit). Gut verdauen und ab in die Blutbahn ist die andere Hälfte. Rechnet man beides zusammen, dann schneiden leicht verdauliche Molke,

Milch, Eier und Sojaprodukte am besten ab. Im wissenschaftlichen Kauderwelsch nennt man diese Berechnung aus Wertigkeit und einfacher Aufnahme PDCAAS (Protein Digestibility-Corrected Amino Acid Score).

Lebensmittel	PDCAAS	Lebensmittel	PDCAAS
Molke	100	Bohnen	68
Ei	100	Haferflocken	57
Milch	100	Kartoffeln	55
Sojamehl	100	Linsen	52
Fleisch/Fisch	92	Roggen	49
Erbsen	70	Weizen	14

Ist das nicht interessant? Dann wäre also das raffinierteste, weltweit unübertroffene Eiweißpulver, das allerbestmögliche Proteinkonzentrat eine Mischung aus vier Komponenten. Nämlich aus Molke + Milch + Soja + Ei.
Und wissen Sie was? Surprise, surprise! Ein solches nicht zu übertreffendes Eiweißpulver gibt es bereits.
Von höchster Wertigkeit.

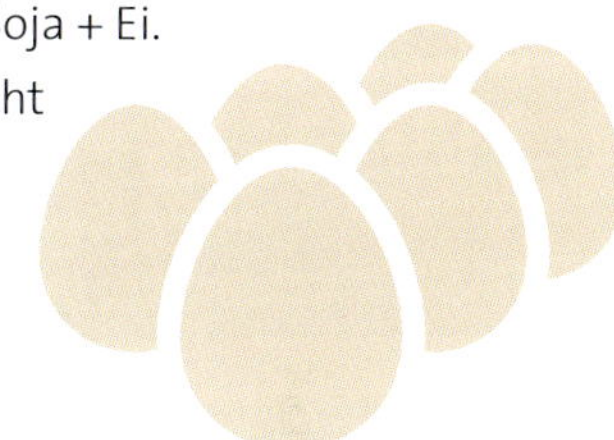

… mehr Mitochondrien

Wissen Sie schon. Höhere Ausdauer heißt längere Telomere. Längere Schutzkappen auf unserer Erbsubstanz. Längeres Leben. Oh! Ausdauertraining lohnt sich also wirklich: Das wissen wir schon lange. Läufer haben längere Telomere. Liegt an den Mitochondrien. Mehr Mitochondrien, mehr Kraftwerke in den Zellen bekommen Sie geschenkt entweder durch Joggen, also höhere Ausdauer – oder aber durch Ketonkörper. Durch ketogene Ernährung. Durch Verzicht auf künstliche Kohlenhydrate. Heißt ganz praktisch: Wenn Sie nach dem Training keinen Apfelsaft trinken, sondern noch ein paar Stunden auf Kohlenhydrate verzichten, also nur Ihren Eiweißshake zu sich nehmen, dann wachsen in diesen paar Stunden nach dem Training die Mitochondrien besonders schnell. Vermehren sich. Und Sie bekommen sehr rasch längere Telomere. Ein längeres Leben. Also: Nicht nur durchs Training, sondern auch durch den Eiweißshake nach dem Training entstehen Mitochondrien. Heißt: mehr Energie. Mehr Muskeln. Mehr Kraftwerke, in denen Fett verbrennt. Und plötzlich wird das Leben ganz leicht. Durch Eiweiß für Ihre Muskeln. Durch ketogene Kost.

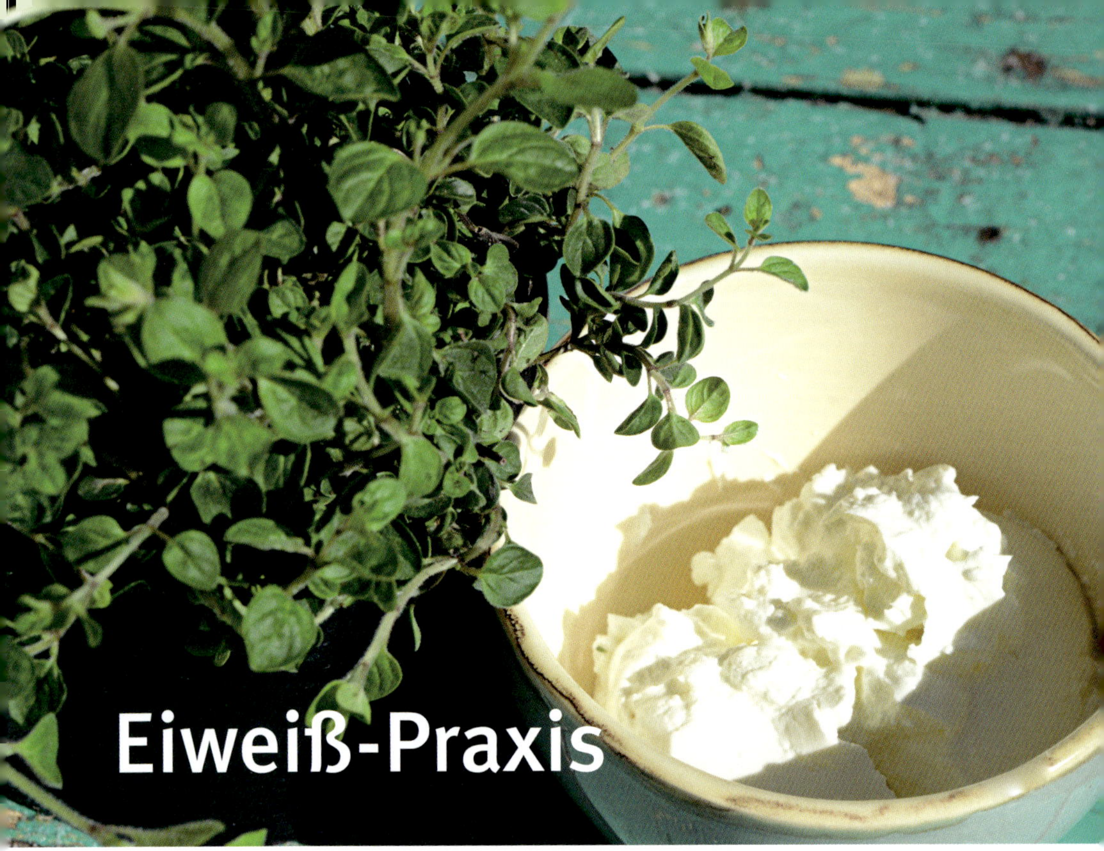

Eiweiß-Praxis

···› **Gute Eiweißquellen:** Soja, Milchprodukte, Fisch, Wild, Geflügel, Biorind. Ein wenig steckt freilich auch in Pflanzen, in Sprossen, Kohl, Nüssen. Viel wechseln. Tierisch und pflanzlich kombinieren.

···› **Täglich shaken.** Sie sollten alle vier Stunden eine Portion Eiweiß (30 Gramm) essen, mehr scheidet die Niere aus. Mixen Sie zum Frühstück drei Esslöffel Eiweißpulver mit Ihrem Smoothie zu einem cremigen Shake. Eiweiß und eine kleine Handvoll Beerenfrüchte sind eine super Kombination, weil die Vitalstoffe der Früchte die Aminosäuren direkt in die Körperzellen befördern. Auch in die Keto-Suppen können Sie das Eiweiß wunderbar hinein pürieren.

···› **Das gute Konzentrat:** Egal, ob man Smoothies mixt oder Brot bäckt. Dafür braucht man ein gutes Eiweißkonzentrat. Eines, das erstens keine Kohlenhydrate enthält, zweites keinen Geschmack hat – damit es im Beerendrink und im Brot schmeckt, drittens eine hohe biologische Wertigkeit hat, also all die Aminosäuren in optimaler Dosierung enthält, die der Körper braucht, um seine Zellen zu reparieren, Muskeln aufzubauen, gute Laune zu machen. Zum Beispiel mit Tryptophan. Das braucht das Glück. Zucker nicht!

···› **Aminosäuren pur:** Man kann Eiweißversorgung auch mit Aminosäure-Konzentraten (Ampullen, Tabletten) unterstützen. Das Protein wurde durch Hydrolisation zerlegt in seine Bausteine, die Aminosäuren. Die Aminosäuren gelangen schnell ins Blut. Eine wunderbare Proteinergänzung, macht allerdings nicht so satt wie ein Shake mit Pulver.

···› **Insulin-Locker?** Isst man Eiweiß, schüttet der Körper auch Insulin aus. Allerdings gerade so viel, dass das Eiweiß in Körpereiweiß umgebaut werden kann. Das Fisch- und Soja-Insulin ist also gut beschäftigt. Und kann sich keinesfalls um Zuwachs auf Ihren Hüften kümmern.

···› **Bitte messen:** Lassen Sie vom Arzt Ihren Eiweißspiegel messen. Mit einer Wahrscheinlichkeit von 98 Prozent liegt Ihr Eiweißspiegel unter acht. Keine Sorge, sobald Ihr Eiweißspiegel ansteigt, schmilzt auch das Fett. Und warnen Sie Ihre Mitmenschen. Mit der Energie kann man manchen Menschen plötzlich ziemlich auf die Nerven gehen. Wem das immer noch nicht reicht, der versucht es mit dem …

… Turbostoff Tyrosin: Für mehr Antrieb shaken Sie sich ein bis zwei Wochen lang viermal täglich mit drei Esslöffeln Eiweißpulver einen Antriebscocktail. Dann kriegen Sie so viel vom Eiweißbaustein Tyrosin, dass kein Baum mehr sicher ist.

···› **Fisch** ist das intelligenteste Eiweiß der Natur, weil es alle wichtigen Aminosäuren enthält, ohne Fett. Oder mit gesunden Omega-3-Fettsäuren. Dafür zweimal pro Woche fetten Seefisch essen. Wer den nicht mag, holt sich die Omega-3-Fettsäuren in der Kapsel aus der Apotheke.

···› **Reines Eiweiß:** Dazu zählen das Weiße vom Ei, Hüttenkäse, Quark, Fisch, Geflügel, Biorind, Wild, Soja. Unreines Eiweiß kommt in Ungesundem daher wie Wurst, Saumagen, Leberkäs und Co. Es enthält Purine, die Gicht auslösen.

···› **Biologische Wertigkeit (BW):** Die Qualität des Nahrungseiweißes hängt davon ab, wie gut der Körper daraus sein eigenes Eiweiß herstellen kann, das er zum Aufbau von Muskeln, Leber, Herz, Haut, Blut und Abwehrzellen braucht. Das wertvollste Eiweiß liefern Eier mit einer BW von 100. Ei-Eiweiß ist Standard oder der Referenzwert für alle anderen Eiweißquellen: Milch und Joghurt 83, Rindfleisch 83, Thunfisch 83, Soja 81, Bohnen 73, Geflügel 70, Krabben 70.

···› **Gemeinsam stark:** Tierisches Eiweiß hat eine höhere biologische Wertigkeit als pflanzliches, da es alle essenziellen Aminosäuren enthält. Wenn tierisches und pflanzliches Eiweiß zusammen auf dem Teller liegen (zum Beispiel Ei mit Soja 124, Fisch mit Bohnen 100), steigt die biologische Wertigkeit noch mal. Im guten Eiweißkonzentrat hebt die Kombination Soja, Ei- und Milcheiweiß die biologische Wertigkeit auf 138.

···› **Plus Zitrone!** Auf Fisch, Putenbrust, in den Joghurt und Eiweißshake träufeln. Sie hilft, das Eiweiß so zu verdauen, dass die Aminosäuren schnell in den 70 Billionen Körperzellen ankommen.

···› **B-Vitamine** bauen die Eiweißbausteine in den Muskel ein, mixen den Schlank-Hormon-Cocktail. Ohne B-Vitamine kann der Körper keine Muskeln aufbauen. Diese sollten in einem guten Vitaminpräparat enthalten sein:

B 5, Pantothensäure	···›	10 – 30 Milligramm
B 6, Pyridoxin	···›	10 – 40 Milligramm
B 9, Folsäure	···›	400 – 1000 Mikrogramm
B 12, Cobalamin	···›	5 – 15 Mikrogramm

···› **Viel trinken:** mindestens drei Liter täglich, um Ihre Niere zu unterstützen und das Säure-Basen-Milieu im Körper stabil zu halten. Mit Mineralwasser, ungesüßten Tees. Trinken Sie schon morgens 1,5 Liter. Studien zeigen: Wer weniger trinkt, verliert drastisch an Arbeitslust und Konzentration.

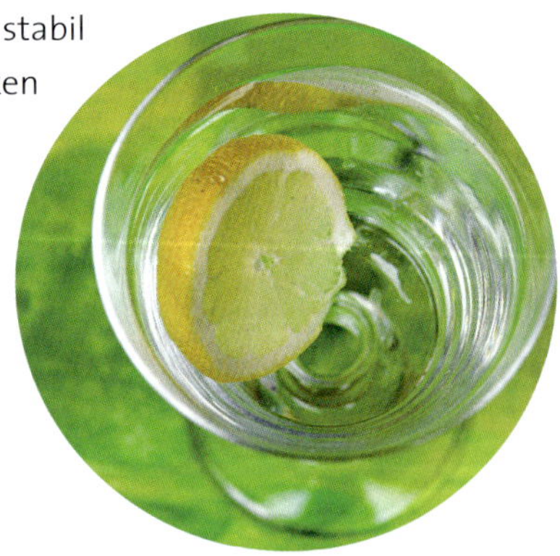

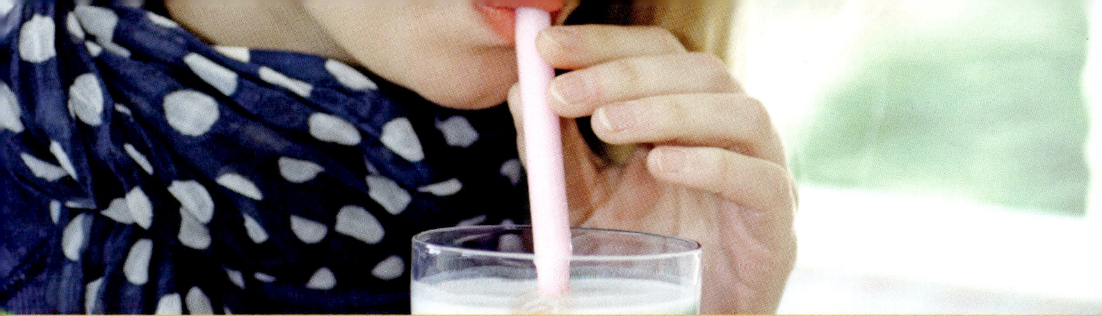

... DAS MODERNE EIWEISSPULVER ...

Zu viel Eiweiß schadet der Niere und erhöht die Harnsäurewerte? Quatsch. Tatsächlich wird überflüssiges Eiweiß als Harnstoff/Stickstoff ausgeschieden. Die Niere arbeitet fröhlich ein bisschen mehr – und wächst an ihrer Aufgabe. Wird tüchtiger und gesünder. Und Harnsäure? Purine aus dem Fleisch und der Hülsenfrucht machen Harnsäure. Eiweiß aber nicht.
Ein gutes Eiweißpulver kann unser täglich Fisch, Obst und Gemüse (hoffentlich nicht länger Brot) wunderbar „ergänzen". Ob es gut ist, erkennen Sie daran, dass auf dem Etikett eine biologische Wertigkeit über 100 ausgewiesen ist. Achten Sie darauf, dass im Pulver kaum Kohlenhydrate drin stecken. Nein, auch kein Honig! Natürlich unterstützen Sie Ihre Niere – indem Sie viel, viel trinken.

Die gute biologische Wertigkeit. Ich nehme täglich Sojaeiweiß zu mir. In Form von hochgereinigtem Eiweißpulver. Kombiniert mit drei anderen Quellen (Molke, Milch, Ei). Kombiniert deshalb, weil man so eine höhere biologische Wertigkeit erreicht. Heißt übersetzt: Weil die einzelnen Eiweißquellen sich glücklich ergänzen, was den entscheidenden Anteil an essenziellen Aminosäuren betrifft. Sojaeiweiß hat den Riesenvorteil, dass es den ernährungsphysiologischen Optimalwert erreicht und basisch macht. Also der allgegenwärtigen Säure (in unserem Blut) entgegenwirkt. Säure, die ja nicht nur durch tierische Produkte, sondern leider auch durch Mehl (Ihr täglich Brot) produziert wird.

Plus Methionin: Nur in einem Punkt sollte oder könnte man es verbessern: Methionin. Diese Aminosäure brauchen wir dringend im Kampf gegen Viren und Krebs. Kein Zufall, dass Carnitin zur Hälfte aus Methionin besteht (Methionin + Lysin). Also mischt man Carnitin dem Eiweißpulver bei und hat dann das vielleicht ideale Produkt.
PS: Für die Puristen oder Paleo-Fans unter Ihnen gibt's auch Powereiweiß pur. Ohne moderne Zusatzstoffe. Ohne Farb- und Geschmacksstoffe.

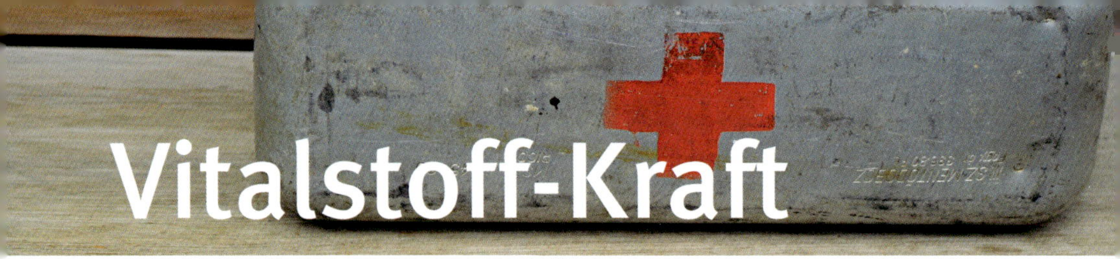

Vitalstoff-Kraft

Ketogen, so wenig Obst … kommt man da nicht in den Vitaminmangel? Wer sich fürchtet, der nimmt halt Nahrungsergänzungsmittel (NEM). Kommen Sie ohnehin nicht drum herum. Denn Sie essen nicht „Leben". Mein erster öffentlicher Satz über Ernährung in meinem ersten Seminar 1990 war:

Essen Sie Leben

… und freilich: Trinken Sie Leben. In den Wind gesprochen, natürlich. Wissen Sie warum? Weil ich es ja selbst nicht schaffe. Zwar kann das jeder Aff', aber wir Menschen … Nun ja, dafür sind wir klug. Ganz sicher leben Affen, so wie unsere Vorfahren, 30 Prozent Fleisch, 70 Prozent Blätter, auch wochenlang nur von dem einen oder nur von dem anderen. Oder in beliebigem Verhältnis gemischt. Die Angabe 30/70 hat sich eben für den Naturwissenschaftler bewährt. Ein grober Anhaltspunkt also. Aber darum geht es gar nicht. Der Affe, uns weit überlegen, isst „in loco", wie ich das genannt habe. Er isst direkt. Die Blätter direkt vom Baum, die Made direkt vom Ast, die Maus direkt nach dem Töten, und den anderen Affen direkt nach der Jagd. Die essen sich ja gegenseitig. In der Hauptsache freilich Blätter. Eindeutig. Dann Nüsse, dann Obst. Aber eben: Naturobst.
Inzwischen verstehen Sie mich ja. Essen Sie Leben heißt: viel, viel mehr Vitamine und Spurenelemente, als Sie sich überhaupt denken können. Das übrigens ist der heimliche Hintergrund meiner sehr wohl exzessiven Einnahme von NEM. Nichts enthält auf natürliche Art und Weise so viele Vitamine wie rohes Fleisch. Und schon alleine deswegen haben unsere Vorfahren 20-, 30-mal mehr Vitamine und Co. zu sich genommen.
Gelernt? Wissen Sie jetzt, was „Essen Sie Leben" heißt? Ich habe auch lange Zeit elf brasilianische Marathonläufer betreut, die keinerlei Bedarf an Ergänzung ihrer Nahrung hatten. Die haben einfach … Na, raten Sie mal. Richtig gegessen! Vielleicht haben Sie auch schon von Dr. Schwatka gelesen. 1881. Der lebte notgedrungen zwei Jahre von Fleisch, Fisch, Wasser. Punkt. Nochmal: PUNKT. Und wurde von Tag zu Tag kräftiger und gesünder. Beweisbar. Schließlich musste er seine Schlitten ja durch die Eiswüste schleppen, dort oben in der Arktis. Zwei Jahre lang.

Das Geheimnis sind Vitamine und Aminosäuren. Die meisten von Ihnen nehmen diese Nachricht genauso hin wie das Neueste von der Sicherheitskonferenz in München. Links rein, rechts raus. Sie werden nie erleben, was Leben heißt, wenn Sie Leben nicht essen. Oder es wenigstens angenähert imitieren: Und das geht wirklich nur mit NEM. Massiv.

Fragen Sie mal all die Kritiker, die nichts von Kapseln halten: Leben Sie von Eiern, Leber und Gemüse? Selbstverständlich roh. Alles drei? Leben Sie wie Dr. Schwatka, von Fisch, Fleisch, Wasser? Falls nein: Dann sollten Sie mal über Ihre Kapsel-Kritik nachdenken. Sonst werden Sie Leben nie erleben.

Fazit: Obst und Gemüse sind nur sehr, sehr schwache Vitaminlieferanten. Jeder Hai, jeder Adler, jeder Löwe ist uns so weit überlegen ...

Abnehmen ohne NEM?

Ich lerne von meinen Lesern. Abnehmen ohne NEM geht sowieso nicht. Ein Mangel an Vitalstoffen drosselt den Energieverbrauch – und nicht den Hunger. Abnehmern fehlen oft B-Vitamine, Vitamin D, Jod, Selen, Chrom, Zink, Eisen, Mangan, Magnesium. Kann man im Blut messen! Sollte man tun. Gezielt auffüllen – und zugucken, wie das lästige Hüftgold von Muskeln verdrängt wird. Im Blut messen sollte man sowieso. Was auf dem Teller liegt, kommt nämlich nicht immer an, wo es hinsoll. Übergewichte Frauen haben übrigens häufiger Probleme mit Folsäure. Das B-Vitamin wird nicht ausreichend in seine aktive Form umgewandelt. Die können kiloweise Brokkoli essen – und haben trotzdem einen Mangel im Blut. Diese Folsäureverwertungsstörung ist ein großes Problem, wenn man einen Kinderwunsch hegt.

Nur nebenbei bemerkt.

Vitalstoffe*	Apfel	Mohrrübe	Leber
Eisen	0.1 mg	0.6 mg	8.8 mg
Zink	0.05 mg	0.3 mg	4.0 mg
Vitamin A	....	....	53,400 IU
Vitamin D	....	....	19 IU
Vitamin E	0.37 mg	0.11 mg	0.63 mg
Vitamin C	7.0 mg	6.0 mg	27.0 mg
Vitamin B 6	0.03 mg	0.10 mg	0.73 mg
Thiamin	0.03 mg	0.05 mg	0.26 mg

Vitalstoffe*	Apfel	Mohrrübe	Leber
Riboflavin	0.02 mg	0.05 mg	4.19 mg
Niacin	0.10 mg	0.60 mg	16.5 mg
Pantothensäure	0.11 mg	0.19 mg	8.8 mg
Vitamin B 6	0.03 mg	0.10 mg	0.73 mg
Vitamin B 12	....	....	111.3 mcg
Folsäure	8.0 mcg	24 mcg	145.0 mcg
Biotin	....	0.42 mcg	96.0 mcg

**je 100 Gramm*

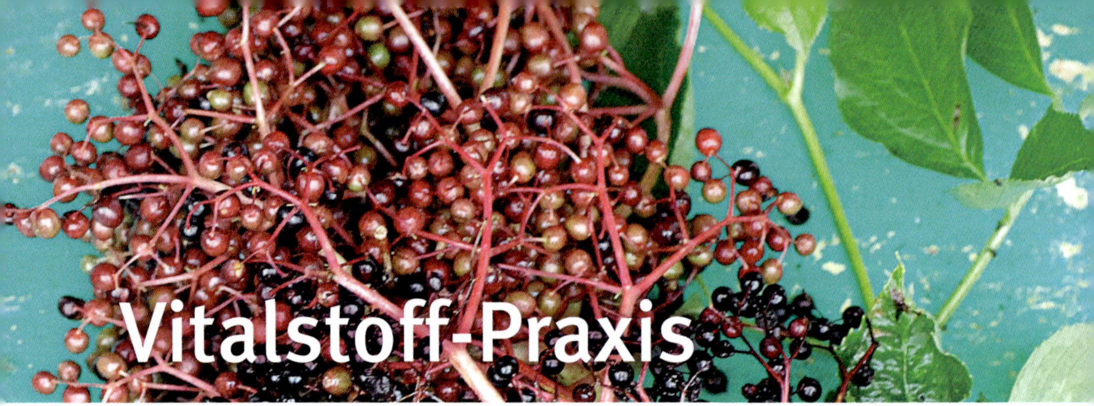

Vitalstoff-Praxis

Vitamin B Plus: Aus Vitamin B3, Vitamin B6, in Zusammenarbeit mit Zink und Magnesium baut der Stoffwechsel Gewebehormone, die den ganzen Menschen auf gesund trimmen. Sie senken Entzündungswerte im Körper, normalisieren das Appetithormon Leptin und stimulieren Hormone und Enzyme, die den Fettstoffwechsel anregen.

Wählen Sie ein **Mulivitaminpräparat** mit höheren Konzentrationen an Folsäure, Magnesium, Kalium, B-Vitaminen, C, D und E. Fragen Sie Ihren Arzt oder Apotheker.

Omega-3-Fischöl (DHA und EPA): DHA (Docosahexaensäure) und EPA (Eicosapentaensäure) sind die biologisch aktivsten Omega-3-Fettsäuren. Sie beugen chronischen Entzündungen vor und rheumatischen Erkrankungen, schützen vor Makuladegeneration, Demenz, Depressionen und Übergewicht.

Chlorophyll: Der Blattfarbstoff (Chloros = grün, Phyllo = Blatt), ist unserem Blut-Hämoglobin sehr ähnlich. Chlorophyll wirkt stark entgiftend, blutreinigend und blutbildend. Energie-Booster der Keto-Diät. Ideale Quellen: Chlorella-Algen und Wildkräuter, aber auch Salate. **Tipp:** mindestens 250 Gramm grünes Blattgemüse und Kräuter täglich essen.

N-Acetylcystein (NAC): Der „Hustenlöser" neutralisiert gefährliche freie Radikale, hilft der Leber beim Entgiften von Toxinen, schützt den Dickdarm, senkt das Tumorentstehungsrisiko, verlangsamt den Alterungsprozess und stärkt das Immunsystem.

Vitamin D: Das Sonnenvitamin ist eigentlich ein Hormon. Mindestens 60 Prozent aller Deutschen haben viel zu wenig davon. Vor allem im Winter. Fatal, denn

Vitamin-D-Mangel erhöht nicht nur das Risiko für Osteoporose, sondern schwächt das gesamte Abwehrsystem, die Funktionen des Gehirns und Nervensystems sowie die Muskelleistung. Und begünstigt Autoimmunerkrankungen, Herz-Kreislauf-Leiden, Diabetes, Depressionen und Krebsentstehung. Den Spiegel beim Arzt messen lassen, er sollte mindestens zwischen 40 und 60 mg/ml liegen, gerne darüber. Zur Anhebung des Spiegels kann eine kurzzeitige Hochdosis-Therapie sinnvoll sein.

L-Carnitin: Der vitaminähnliche Stoff aus den beiden Aminosäuren Lysin und Methionin hilft Muskeln auf- und Fett abzubauen. Wenn man ihn mit Sport kombiniert. Kommt hauptsächlich in Fleisch vor, aber auch in Milchprodukten. Und in einem guten Eiweißpulver. Und freilich für die, die's gleich g'scheit machen wollen: als Ampullen-Kur für 21 Tage.

Coenzym Q10 ist unerlässlich für die Sauerstoffaufnahme unserer Zellen und die reibungslose Funktion unserer Zellkraftwerke, der Mitrochondrien. Der Ort, wo Energie entsteht und Fett verbrennt. Außerdem fängt es freie Radikale ab, schützt Herz, Kreislauf, Nerven und Gehirn, stoppt entzündliche Prozesse und optimiert die Fettverbrennung. Schön macht es auch: Es mindert Fältchen und strafft das Gewebe. Q10-reiche Lebensmittel sind Sardinen, Soja, Nüsse, Sesamsamen, Sonnenblumenkerne, Zwiebeln, Broccoli und Spinat.

Selen aktiviert Schilddrüsenhormone und unterstützt die Entgiftung. Außerdem schützt das Spurenelement vor Krebs. Ab 135 µg/l. Wir Deutschen haben im Schnitt um die 60 µg/l. Die Cochrane-Studie beweist: Nach Aufnahme von Selen 31 Prozent weniger Krebs und 45 Prozent weniger Krebssterblichkeit (*Cochrane Database of Systematic Reviews,* 19. Juli 2006; 3). Kann man sich als Kapsel in der Apotheke besorgen. Steckt aber auch in Eiern, Fleisch, Fisch, Gemüse …

Alpha-Linolensäure (ALA): Diese Omega-3-Fettsäure aus Pflanzen schützt die Mitochondrien und das genetische Material. Es wirkt als Antioxidans, erhöht die Insulinempfindlichkeit und wirkt so gegen Diabetes, optimiert die Blutfettwerte und mildert entzündliche Erkrankungen wie rheumatische Arthritis, Psoriasis und Morbus Crohn. ALA verbessert außerdem den Muskelzuwachs und erhöht Kraft sowie Ausdauer bei Sportlern. Besonders reich an dieser essenziellen Fettsäure sind Leinöl, Hanföl und Walnussöl.

···⁝ **BCAAs (verzweigtkettige Aminosäuren):** Unter dem Begriff BCAAs fasst man die drei essenziellen Aminosäuren Leucin, Isoleucin und Valin zusammen. Unsere Muskeln bestehen zu einem Drittel aus diesen Eiweißen. Ist zu wenig davon im Körper, baut sich die Muskulatur ab. Insbesondere während einer Diät ist ein ausreichender Vorrat dieser Aminosäuren notwendig, um die Muskulatur zu schützen und den Fettabbau zu beschleunigen. BCAAs finden Sie in Rindfleisch, Geflügel, Fisch, Eier und Milch.

···⁝ **Phosphatidylserin (PS):** Dieses Phospholipid sitzt in allen Zellmembranen und steuert die Ausschüttung von Hormonen und Neurotransmittern. Besonders viel sitzt im Gehirn. Phosphatidylserin steigert signifikant die Erinnerungs-, Merk- und Lernfähigkeit, die Aufmerksamkeit, auch das Reaktions- wie Koordinationsvermögen. Außerdem mindert PS depressive Verstimmungen und reduziert die Ausschüttung des Stresshormons Cortisol. Beides wichtige Abnehmfaktoren. Steckt in Hühnchen, fettem Fisch und weißen Bohnen.

···⁝ **Eisen** lässt Sie fliegen. Ferritin fordere ich – im Unterschied zu fast allen Ärzten, im Unterschied zu allen Labors Deutschland – minimal 60 µg/dl bei der Frau, minimal 120 beim Mann. Ein richtiger Wert ist 300. Den habe ich persönlich. Je mehr Ferritin, desto mehr Sauerstoff bekommt unsere Muskulatur, desto mehr Ausdauer. Desto feiner die Fettverbrennung. Geht per Kapsel, Ampulle oder auch Infusion.

···⁝ **Tyrosin:** Das Aufputschmittel der Natur. Ihr Körper kann das Weckamin selbst bilden, aus der Aminosäure Phenylalanin. Tyrosin steigert die Konzentration, die Leistungsfähigkeit, macht hellwach und hemmt den Appetit. Steckt schon im Frühstück: Käse, Fisch, Nüsse, Ei ... Oder auch in der Kapsel.

···⁝ **Chrom** hilft durch Regulation des Insulinspiegels gegen Diabetes und Übergewicht, verbessert die Ausdauer. Steckt zum Beispiel in der Zwiebel, in Eiern, Innereien, Gemüse, Pilzen.

···⁝ **Magnesium:** Stimuliert die Testosteronproduktion. Für mehr inneren Antrieb. Vor allem zu Beginn Ihres Keto-Lebens verlieren Sie eine ganze Menge Wassereinlagerungen. Leider gehen damit auch einige Mineralstoffe flöten. Wie eben Magnesium. Kann man messen lassen. Und dann tunlichst auffüllen. Mit einem wasserlöslichen Granulat zum Beispiel.

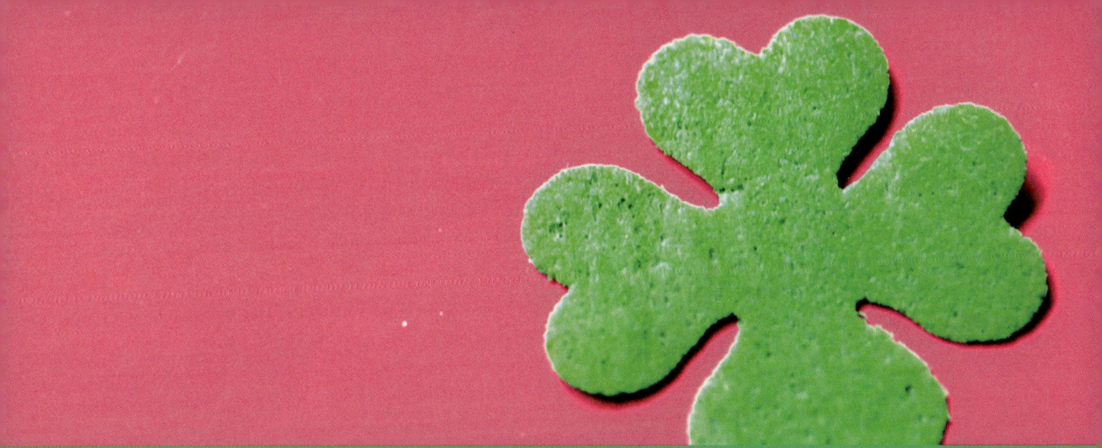

… KLEINE GESCHICHTE: GLÜCK – IN KURZFASSUNG …

Sie rennen mir zu oft hinter dem Glück her. Zu oft vergeblich.
Glück – so Reinhold Messner – findet man nicht. Dem Glück kann man nicht hinterherjagen. Das Glück passiert, sagt Messner. Da stapelt jemand tief. Da weiß jemand mehr. Glück passiert eben nicht einfach so. Auch ein Reinhold Messner kennt das Rezept, Glück zu machen.
Er ist nicht der Einzige, wie ich einer Mail entnehme. Da schreibt mir ein Leser ganz präzise, wie man sein eigenes Glück machen kann. Interessiert?

- Viermal die Woche gelaufen bin ich schon immer
- Jetzt neu: Low-Carb-Ernährung
- Jetzt neu: täglich Eiweißdrinks
- Jetzt neu: NEM (Zink, Eisen, Selen, Vitamin D, Magnesium, Vitamin B 12, Folsäure)

RESULTAT:

- Elf Kilo abgenommen, ohne zu hungern
- Keinen Tag krank
- Keine Magenprobleme mehr (Helicobacter)
- Allgemeines WOHLSEIN und GLÜCKLICHSEIN total zugenommen

Knapp, präzise, eindeutig. Wenn ein erwachsener Mensch, noch dazu ein Mann, noch dazu ein selbstständiger Unternehmer von „totalem Glücklichsein“ schwärmt, dann ist da was dran. Dann glaub ich dem. Der will keinen Ratgeber verkaufen. Der will keine Rezepte anpreisen. Der beschreibt einfach nur **TATSACHEN.** Glück ist machbar!

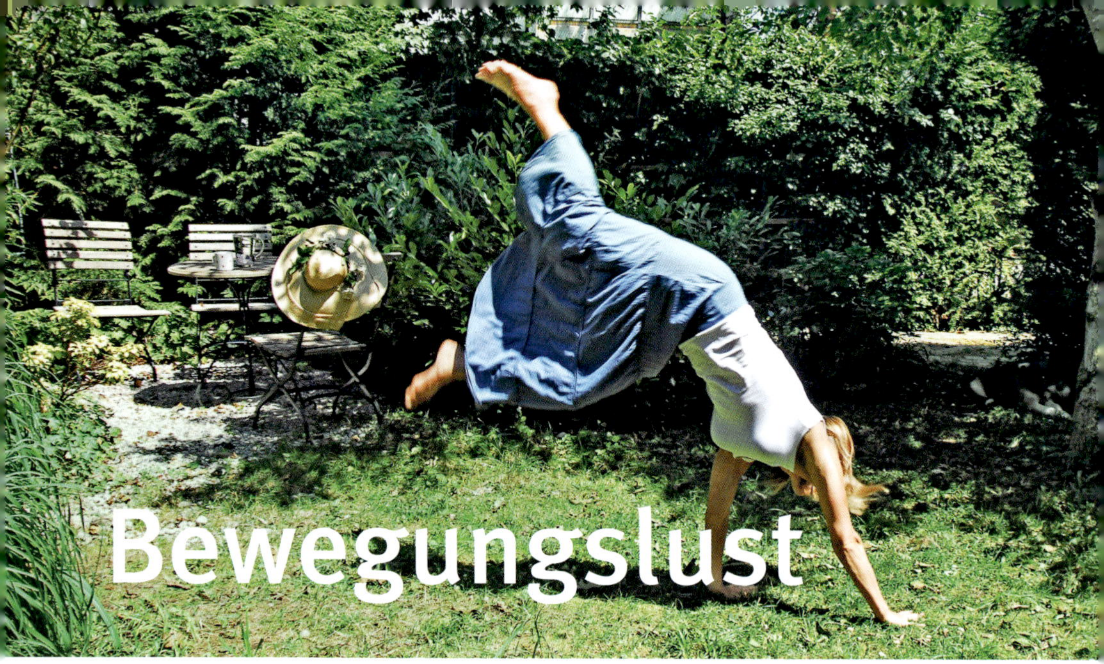

Bewegungslust

Soeben kam mir ein Schulkind entgegen. Sechs Jahre alt. Mit schwerem Ranzen. Voll absorbiert. Beim Gehen auf dem Gehsteig. Hielt immer wieder mal an, betrachtete eine Zaunlatte, murmelte etwas vor sich hin, Augen auf den Boden gerichtet. Schaut nicht nach oben, nicht weit nach vorn, nicht nach hinten, ruht in sich selbst. Selbstvergessen. Ständig wechselnde Aufmerksamkeit auf eine Zaunlatte, eine Blüte, einen Stein, der gekickt wird, aber in jedem Fall ... ganz da. In diesem Moment. Ganz anders als Sie ... Oder ich. Vorsicht und Übersicht. Überblick. Wir versuchen, rechts und links und vorn und hinten gleichzeitig zu betrachten, zu beachten. Stichwort Straßenverkehr. Gefahr. Vorsicht. Und tun das Gleiche in unseren Gedanken: der morgige Tag, die gestrige Niederlage, die fallenden Zinsen, der böse Chef ... alles gleichzeitig. Toll. Nennt man Übersicht, oder? Das Kind hat keine. Dem fehlt die Übersicht. Das Kind ist fokussiert und konzentriert. Sie wissen schon, nennt man im „Hier und Jetzt". Und wer hat recht? Also gut: Wer ist glücklicher? Na, raten Sie mal. Wenn wir so weit sind im Denken, könnte man ja auch eine Schlussfolgerung ziehen: auf geht's! Zurück. Werden wir wieder zum Kind.
Bloß: geht nicht. Es gibt nur ein nach vorn. Heinrich von Kleist hat uns hier die Lösung gezeigt. In seiner Erzählung „Über das Marionettentheater". Anmutig und natürlich ist nach Kleist nur jemand, der sich unbefangen und unbewusst verhält, wie ein Kind eben. Werden Sie wieder zum Kind! Werden Sie wieder zum fokussierten, zum konzentrierten Menschen.

Wissen Sie, wie Sie das ganz leicht schaffen? Ohne großartige Nachhilfe, ohne Bücher zu lesen, ohne mir zuzuhören.

Einfach Laufen

Laufen Sie los! Ich meine wirklich. Laufen ist ein bisschen anstrengend. Laufen Sie. Lang genug. Dann haben Sie verstanden. Oder treten Sie zum Wettkampf an. Zum Marathon. Zum Ironman. Dann werden Sie verstehen. Da fällt der Gedanke ans Finanzamt genauso weg, wie das Problem mit Ihrem Lebenspartner oder das neue Auto, oder, oder, oder. Durch den Trick „laufen Sie" erleben Sie automatisch das „werden Sie wieder zum Kind". Sie fokussieren. Sie verlangsamen Ihre Hirnfrequenzen, Sie rutschen, ob Sie das wollen oder nicht, ins „Hier und Jetzt".
Und genau das kann nicht jeder: Ich habe mich immer so gewundert über die Erzählungen meiner Sportkollegen. Auf Hawaii. Wen sie da alles auf der Strecke gegrüßt haben. Wen sie da überholt haben. Weiß ich alles nicht. Keine Ahnung. Ich habe nichts gehört, nichts gesehen, nichts ... Ich bin gelaufen. Heißt: war woanders. Die schönsten Momente meines Lebens.

Die richtige Lebensweise

Wissen Sie, warum die meisten Diäten nicht funktionieren? Weil wir Deutschen – genauso wie die Amerikaner – die Bedeutung des Wörtchens „Diät" falsch verstehen. Diät heißt nicht, weniger essen. Heißt nicht, den Fettrand vom Schinken wegzupfen. „Diät" kommt aus dem Griechischen und bedeutet „Lebensweise". Und die richtige Lebensweise bedeutet schlank, fit, fröhlich und gesund. Und weil das ein ganzheitliches Konzept ist, gehört da auch Bewegung dazu. Und zwar täglich. Mindestens eine halbe Stunde laufen, besser noch eineinhalb. Bewegung ist vielfältig. Wenn Sie nicht laufen können, im Rollstuhl sitzen oder unter Rheuma leiden, auch dann gibt es Möglichkeiten. Das Einzige, was es in meiner Praxis nicht gibt, sind Ausreden.
Der eine kann laufen, Marathon laufen, der andere kann eben nun einmal nur Rad fahren, und der dritte nur schwimmen. Aus verschiedensten Gründen. Hier geht es also nicht um das „du musst laufen", sondern um kompetentes Umgehen mit diesem Begriff „Bewegung": Das kann auch Radfahren sein. Es kommt auf Bewegung an. Es kommt auf einen bestimmten Pulsbereich an. Haben wir ja alles gelernt.
Wie ich darauf komme? Verdanke ich Martenstein. Und seiner unnachahmlichen,

wöchentlichen Kolumne in der *Zeit* (16. Oktober 2014, Seite 12). Der denkt zwar resignativ oder satirisch genau andersherum, aber das Prinzip kann man wundervoll studieren an seinem Beispiel: Immer weniger Kinder lernen das Schwimmen. Ende der 80er-Jahre waren es 90 Prozent, heute nur noch 50 Prozent. Dennoch: Immer weniger Menschen ertrinken. Martenstein schreibt dazu: „Um Menschen vor dem Ertrinken zu schützen, muss man ihnen also gar nicht das Schwimmen beibringen. Es genügt, sie frühzeitig darüber aufzuklären, dass tiefes Wasser gefährlich ist. Dies entspricht ja auch dem aktuellen Trend in der Bildungspolitik, auswendig gelerntes Wissen wird abgelehnt. Statt irgendwelcher Fakten und Zahlen sollen die Schüler einfach „Kompetenzen" erwerben. Statt in stumpfsinnigem Drill auswendig zu lernen, wie die Kraulbewegung geht, erwerben die Kinder die Nichtertrinkungskompetenz, Gewässer und Brücken zu meiden. Dazu ist nicht einmal ein Sportlehrer erforderlich." Glänzend formulierte Beobachtung. Ich deute das Ganze positiv. Freilich wäre es schöner, wenn alle schwimmen würden. Nur: Kompetenz heißt ganz praktisch, weniger Menschen ertrinken. Und darum geht es. Ertrinken Sie nicht an Herzinfarkt, an Diabetes, an Krebs. Bewegen Sie sich künftig genetisch korrekt. Mit dem Programm von Sportwissenschaftlerin Holle Bartosch, ab Seite 76.

Fatburner HIIT

Heute läuft man nicht einfach so in gleichmäßigem Tempo dahin, wenn man was erreichen will. Wenn man besser werden will. Wenn man Fett verbrennen will. Dann macht man HIIT (hochIntensives Intervalltraining). Lässt Muskeln wachsen und Fett schmelzen dank Nachbrenneffekt. Sprich: Man macht's wie unsere Vorfahren. Erjagen Sie sich Ihren Braten. Bauen Sie dreimal pro Woche Sprints in Ihr Lauftraining ein. Mindestens zehn Sekunden. Bis zu 60 Sekunden. Danach entspannt weiterlaufen. Noch mal sprinten. Der Puls darf rasen. Funktioniert auch auf dem Trampolin, beim Schwimmen, auf dem Crosstrainer ...
Wie Sie das ganz gekonnt in der Praxis machen, lesen Sie im Programm ab Seite 80.

Woher weiß ich, dass HIIT wirklich funktioniert? Tatsächlich wurde die Wirksamkeit von HIIT schon Mitte der 1990er-Jahre wissenschaftlich nachgewiesen. Die Forscher teilten 27 untrainierte Probandinnen und Probanden in zwei Gruppen auf. Die Ausdauer-Gruppe absolvierte ein 20-wöchiges herkömmliches Ausdauertraining (vier bis fünf Einheiten pro Woche à 30 bis 45 Minuten), die HIIT-Gruppe ein 20-wöchiges HIIT (drei Einheiten pro Woche, je maximal 20 bis 25 Minuten). Ergebnis der Studie:

Beide Gruppen hatten ein vergleichbares Körpergewicht. Die HIIT-Gruppe jedoch einen deutlich niedrigeren Körperfettanteil im Unterhautfettgewebe, der um den Faktor 6 niedriger war als bei der Ausdauer-Gruppe.

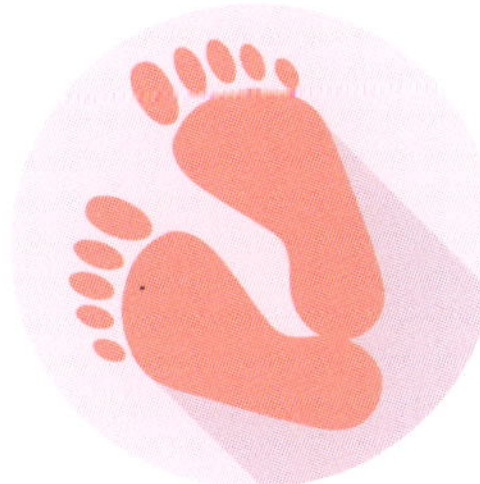

Und Faszientraining

Faszien können hauchdünn, aber auch millimeterdick sein. Sie bestehen aus verschiedenen netzartigen Gewebeschichten – teils aus Kollagen, teils aus Elastin – und jeder Menge Wasser außenherum. Das Schmiermittel, das die Faszien aneinander vorbeigleiten lässt, wenn wir uns bewegen. Faszien sind an jeder Muskelbewegung beteiligt und ziehen sich von den Fingerspitzen bis hinunter zur kleinen Zehe. Sie verbinden alles in uns miteinander. Faszien, bisher im Anatomiebuch auf die Seite geklappt, weggeschnitten oder für nicht relevant erklärt, erregen in den letzten Jahren Aufsehen. Osteopathen und Rolfer wissen schon seit Langem, dass das Bindegewebe, unsere Faszien, nicht nur als Verpackungsmaterial dient, das beim Behandeln im Wege ist, das bei Operationen einfach weggeschnitten wird, um an die tieferliegenden Bereiche heranzukommen. Nein, sie behandeln eben dieses weiße kollagenartige, filzige Gewebe. Denn sie wissen aus Erfahrung: Faszien verpacken nicht nur unsere Muskeln, ja, jede einzelne Muskelfaser. Sie verbinden nicht nur Organe, Sehnen, Muskeln, Knochen und Gelenkkapseln miteinander zu einem großen Netzwerk, sondern sie sind auch unser größtes Sinnesorgan ...

Das Bindegewebe ist dicht besiedelt mit Rezeptoren und Nervenenden, die Schmerz vermitteln können. Bei Rückenproblemen zum Beispiel findet man meist verdickte und verfilzte Faszien, die mit einer Steifigkeit in diesem Bereich einhergehen ... Weiß das Ihr Orthopäde? Also meiner noch nicht. Na ja, das ist ja neues Wissen und braucht Zeit, bis es bei Ihrem Arzt ankommt ... doch Sie wissen es jetzt und sollten sich um Ihre Faszien kümmern, sie wieder elastisch und flexibel machen. Verklebungen lösen und so wieder schmerzfrei und beschwingt durchs Leben laufen. Das meine ich wörtlich so.

Faszien können sich bei Stress unabhängig von unseren Muskeln zusammenziehen. Kommen daher etwa Spannungskopfschmerzen, ein verspannter Nacken? Man traut sich mittlerweile zu sagen: Ja, es können die Faszien sein, die da reagieren. Und deshalb kümmern Sie sich künftig um Ihre Faszien. Mit dem kleinen cleveren, Spaß machenden Programm ab Seite 86.

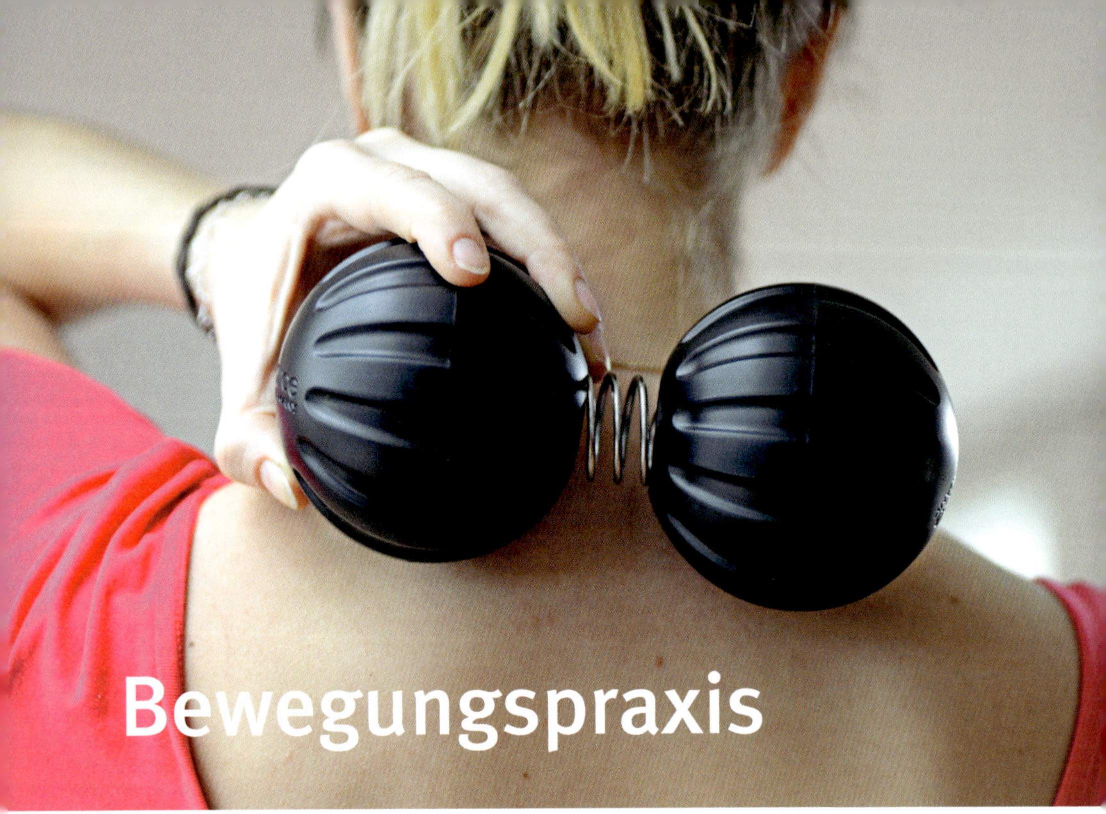

Bewegungspraxis

Sie brauchen nur eine einzige Woche, um Ihr genetisches Programm von Dick nach Dünn umzupolen. Wer sich jede Woche mindestens dreieinhalb Stunden bewegt, wer nicht raucht, gesund isst und schlank bleibt, der wird reich belohnt: Diese auf die evolutionären Bedürfnisse abgestimmte Lebensweise senkt das Risiko für Diabetes, Herzinfarkt, Schlaganfall und Krebs um 78 Prozent. Das Geheimnis neben genetisch korrekter Kost kennen Sie schon lange. Bewegung. Es kostet nur sieben halbe Stunden von 336 halben Wochenstunden, die uns allen zur Verfügung stehen. 78 Prozent. Das nenne ich Medizin. Wirksame Medizin. Fröhliche Medizin.

→ **10 000 Schritte** sollen Sie jeden Tag tun. Das ist das Minimum, um nicht krank zu werden. Erhöhen Sie Ihr Quantum täglich um 1000, bis Sie bei 10 000 sind. Das halten Sie dann. Besser wären natürlich 40 000 Schritte …

→ **Zählen Sie.** Der Mensch ist ein seltsames Wesen. Zählen macht alles wertvoll. Sammeln Sie die Zahl Ihrer Schritte. Überprüfen Sie sich selbst. Mit einem gewöhnlichen Schrittzähler, einem ultramodernen Activity-Tracker, einer App …

···> **Der richtige Lauf-Einstieg.** Fangen Sie mit fünf Minuten an. Am Stück oder in Ein-Minuten-Intervallen mit Gehpausen zwischendrin. Wenn Sie das täglich machen und die Dosis jeden Tag um nur eine Minute erhöhen, dann sind Sie innerhalb von zwei bis vier Wochen auf einer halben Stunde. 30 Minuten leicht laufen. Das behalten Sie bei. Täglich.

···> **Die richtige Lauf-Haltung.** Leicht nach vorn gelehnt. Stellen Sie sich vor, an Ihrer Schädeldecke wäre ein Faden befestigt, der Sie nach oben und leicht nach vorn zieht. Laufen Sie mit kleinen Trippelschritten. Und landen Sie weich mit dem Vorderfuß am Boden. Nicht auf die Ferse donnern. Die Arme schwingen im Takt mit. Halten Sie die Unterarme so, dass Sie einen 90-Grad-Winkel in den Ellbogen haben Anfangs immer mal den Körper durchscannen, ob alles locker ist.

···> **Voll im Rhythmus laufen.** Die Atemfrequenz passt sich Ihrem persönlichen Laufstil an. Es gibt also keine Idealformel. Nur eine kleine Faustregel: Legen Sie ein bisschen mehr Wert auf die Ausatmung. Wenn Sie acht Schritte pro Atemzug laufen, befinden Sie sich im Sauerstoffüberschuss, und Ihre Muskeln verbrennen Fett. Bei sechs Schritten pro Atemzug befinden Sie sich nahe der aerob/anaeroben Schwelle, verbrennen Fett im Turbomodus. Bei nur vier Schritten pro Atemzug keuchen Sie, die Muskeln werden sauer, überfluten den Körper mit Laktat.

···> **Legen Sie einen Zahn zu.** Schleichen Sie nicht herum im Schleppschleichschlurfschlappschritt. Medizinische Studien zeigen: Männer, die sich im hohen Alter kaum bewegen, haben nur noch mit acht weiteren Lebensjahren zu rechnen. Flott ausschreitende Frauen, die es auf mindestens 5,7 Kilometer pro Stunde bringen, haben eine Lebenserwartung von 108 Jahren.

···> **Fit im Alter.** Wer gesund altern will, soll sich fünf Stunden pro Woche bewegen. Eine davon reservieren Sie für Krafttraining und die restlichen vier für die Ausdauer. Bewegung reduziert das Risiko, chronisch zu erkranken um 50 Prozent. Den Rest machen gesunde Ernährung und Meditation.

···> **Aufstehen!** Der Schreibtischjob, also viel Inaktivität, ist mitverantwortlich für Herzinfarkt, Krebs und Tod. Deshalb stehen Sie öfter mal auf, nehmen Sie die Treppen statt den Aufzug, machen Sie zwischendrin Kniebeugen, gehen Sie während des Handytelefonats ein paar Runden ...

Jugend konservieren. Ein elastischer Muskel ist mehr als die Voraussetzung für Höchstleistung. Er hält uns jung und agil. Dehnen Sie sich deshalb regelmäßig und ausführlich. Anfänger beginnen mit statischem Stretchen: Das heißt, die Dehnposition wird gehalten. Fortgeschrittene versuchen es mit dynamischem Stretchen, federn in der Position leicht.

Das Muskel-Zeitfenster. Sie wollen Muskeln aufbauen? Dann achten Sie auf zwei Gramm Eiweiß pro Kilogramm Körpergewicht täglich. Ihr Proteinpulver sollte mindestens eine biologische Wertigkeit von 100 haben. Ideal: Quark, Eiweißpulver oder Aminosäuretabletten direkt nach dem Sport konsumieren. Denn jetzt ist die Aminosäurenaufnahme im Muskel fast dreimal so hoch wie sonst.

Die effektivste Übung der Welt. Wenn ein 1,80 Meter großer Mann, der 70 Kilo wiegt, täglich tiefe Kniebeugen macht, kann er in einem einzigen Jahr ganze 22 Kilogramm an Muskeln zunehmen (*Fitness Tribune* 143; 55). Von der Kniebeuge profitiert der ganze Körper. Probieren Sie es gleich aus. Der Po schiebt sich nach hinten, die Knie sollen nicht über die Zehenspitzen hinausragen.

Eule oder Lerche? Wann wir müde sind und wann fit, bestimmt der suprachiasmatische Nukleus im Gehirn. Er reguliert über das Wach-Hormon Serotonin und das Müde-Hormon Melatonin unseren Biorhythmus. Die meisten Leute sind zwischen 16 und 19 Uhr in Topform. Ideal fürs Training. Lerchen dürfen aber natürlich frühsporteln und Eulen auch nachts loslegen – solange keine Stresssymptome wie Schlafstörungen oder Magenbeschwerden auftreten.

Faszien-Fitness. Unter Faszien versteht man alle fasrigen kollagenen Bindegewebsstrukturen, also auch Kapseln, Sehnen und Bänder (siehe auch Seite 65). Faszien geben dem Körper Form, verhindern, dass er auseinanderfällt. Ein bisschen so wie eine Weißwurstpelle ... Die Faszien wollen gedehnt werden. Und trainiert. Ideal: Jeden Tag zehn Minuten Seilspringen. Das hält jung und geschmeidig.

Gemütlich fit. Der Traum vieler: Täglich joggen, aber bitte ganz bequem. Und mit wenig Zeitaufwand. Geht das? Klar, geht. Statt den 30 Minuten Nüchternlaufen am Morgen können Sie auch 20 Minuten auf dem Mini-Trampolin walken, laufen, hüpfen, springen. Am besten mit dynamischen Hanteln. Verstärkt den Trainingseffekt. Und formt auch noch schöne Arme.

···› **Bewegen Sie sich glücklich.** Eine gekrümmte Haltung weckt im Kopf Depressionen. Eine aufrechte Haltung schafft Mut, Lust auf Leistung. Das nennt sich „Embodiment". Verkörperung. Unsere Muskeln können etwas, das unser Wille nicht schafft: Emotionen beeinflussen. (Aufwärts-)Bewegungen machen glücklich. Springen Sie, laufen Sie los.

···› **Drei Muskeltiere.** Wussten Sie, dass drei verschiedene Sorten Muskeln in Ihrem Körper wohnen? Die weißen Fasern agieren superschnell und kraftvoll, lassen Sie lossprinten, verbrennen Zucker, halten die Knochen jung, brauchen Krafttraining. Die roten Fasern werden niemals müde, brauchen aber länger, um sich zu kontrahieren, verbrennen Fett, brauchen Ausdauertraining. Die dritten Fasern sind die intermediären: Sie sind schnell, aber ermüden nicht. Training verwandelt sie in rote oder weiße Fasern.

···› **Auf zum Coregasm.** Der neueste Trend. Setzt sich zusammen aus Core (Rumpf) und Orgasm (verstehen Sie schon). An der Indiana University hat man 370 Damen zwischen 18 und 63 Jahren befragt. 124 gaben an, schon einmal einen Orgasmus durch sportliche Betätigung erlebt zu haben. Vor allem durch Übungen für Bauch- oder Beckenbodenmuskulatur. Inzwischen gibt es ganze Coregasm-Kurse. Neues Ziel vor Augen? Probieren Sie es damit: Kniebeugen, Sit-ups, Knieheben am Holm. Jeweils drei Sätze à 15 bis 30 Wiederholungen.

···› **Krafttraining** gab es in China schon vor 4000 bis 5000 Jahren. Mit Steingewichten hat man da trainiert. Genauso im antiken Griechenland, im alten Rom. Hat sich bis heute durchgesetzt. Warum? Weil's wirkt: Hormone werden ausgeschüttet, Gefäße trainiert, Knochen, Muskeln, Faszien, Menisken und Bandscheiben gekräftigt, der Sauerstofftransport im Körper verbessert, neue Nervenzellen gebildet, die Fettdepots abgebaut, das Immunsystem aktiviert und so weiter und so fort. Starten Sie noch heute mit zwei vollen Wasserflaschen. Und besorgen Sie sich für die Zukunft ein paar gute Gewichte.

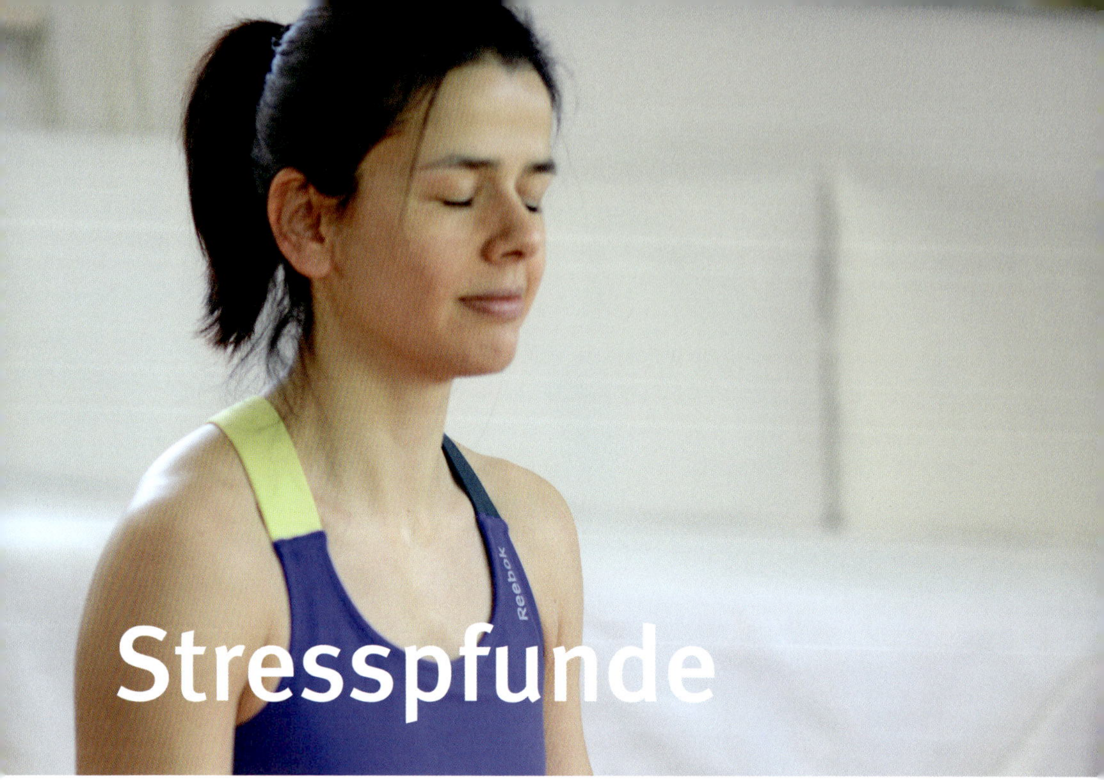

Stresspfunde

Was hat Meditation mit Abnehmen zu tun? Eine ganze Menge. Man lernt nie aus. Sie nicht. Ich nicht. Bitte lesen Sie die nächsten Seiten unvoreingenommen und in aller Ruhe. Unser Geist, unsere Gedanken bestimmen darüber, ob wir Ameisen oder Adler sind. Ob wir uns frei, leicht, erfolgreich, gesund und fröhlich fühlen – und schließlich werden. Unzählige Studien haben bewiesen, wie mächtig unsere Gedanken sind. Das ist kein esoterisches Geschwafel, sondern wissenschaftlich millionenfach erwiesen. Ich spreche vom Placeboeffekt. Vom „Wer's glaubt, wird selig" – im wahren Wortsinn.

Da kriegen Leute bloß Zuckerpillen, und die helfen tatsächlich gegen Kopfschmerzen, Bluthockdruck, Diabetes ... sogar Operationen an arthrotischen Knien wurden bereits getürkt. Die Probanden bekamen eine örtliche Narkose, einen Schnitt und sahen am Bildschirm wie ihr malades Knie angeblich minimalinvasiv repariert wurde. Dabei lief da ein bloß ein Film. Fazit: Den nicht wirklich Operierten ging es anschließend genauo gut oder sogar besser als denen, die einen echten chirurgischen Eingriff bekamen.

Wenn Gedanken kaputte Knie und Herzkrankheiten heilen können, können sie natürlich auch Übergewicht und sportliche Trägheit besiegen helfen. Und diese fiese kleine Stimme in Ihrem Kopf. Die Ihnen ständig so absolut unprodukives Zeugs erzählt: Das kann ich nicht. Dazu habe ich keine Lust. Das ist mir zu schwer. Ich bin zu schwach. Ich bin zu alt. Ich bin zu dumm. Ich habe keine Zeit. Das macht Stress. Und Stress macht dick. Denn das Cortisol, das Stresshormon, hemmt den Fettabbau.

Gemeinerweise schürt es auch noch Heißhunger. Meditation senkt nachweislich den Cortisolspiegel. Also meditieren Sie den Stress weg, meditieren Sie sich schlank, meditieren Sie sich glücklich.

Die Kraft des Windes

Positiv denken – ein weites Feld, habe ich immer gemeint, unübersichtlich. Ich habe in meiner Bibliothek einmal nachgemessen: sieben Meter und 26 Zentimeter über das Denken. Das wird Ihnen ganz ähnlich gehen. Man sammelt ja so allerlei, über Esoterik, Autosuggestion, positives Denken, Meditation und was es noch so gibt. Darf ich Ihnen diese sieben Meter und 26 Zentimeter einmal zusammenfassen? Das geht ganz einfach:

Sie haben alle hinter dem Ohr einen kleinen schwarzen Knopf. Und wenn Sie diesen kleinen schwarzen Knopf drücken – klick –, strömt die Kraft des Windes durch Ihr Leben, und Sie müssen nichts mehr tun. Buchstäblich. Wie beim Adler: Der breitet die Flügel aus, und die Kraft des Windes trägt ihn. Noch einmal, ganz wichtig: Das ist ein Fakt. Kein Wunschtraum. Und genauso funktioniert das beim Menschen. Da frage ich mich: Weshalb wissen das so wenige? Dieser kleine Knopf hinter dem Ohr – klick – ist das zentrale Geheimnis jeder Religion. Auf diesen Satz bin ich stolz. Wer weiß das noch? Da können Sie nach Borneo gehen und die Eingeborenen befragen, da können Sie das Christentum nehmen, völlig gleichgültig: Jede Religion auf diesem Globus beruht auf diesem kleinen schwarzen Knopf hinterm Ohr – klick – und die Kraft des Windes ... Sie werden es wiedererkennen.

Und wie findet man den kleinen Knopf hinter dem Ohr? Ihr Unterbewusstsein ist ein trüber Tümpel. Und Sie brauchen nur einen kleinen, klaren, stetig fließenden Bach, um den zu reinigen. Mit Ihrem Unterbewusstsein können Sie nur in Bildern sprechen. Nicht in linkshirniger, rationaler Sprache. Und welches innere Bild entwickeln Sie hiermit: „Ich ruhe im Zentrum meines Wesens. Die unerschöpfliche Lebenskraft aus meiner Mitte umfließt mich wie ein Schirm. Ich bin geborgen und gestärkt aus der ...“ Geseiere würde meine Mutter das nennen. Da wird's auch mir zu viel. Das sind zu viele Bilder. Heißt also: So ein Bach muss möglichst kurz und knapp sein. Ihr Unterbewusstsein erreichen Sie am besten im Alphazustand. Beim Meditieren. Kurz vor dem Einschlafen. Und dazu schenke ich Ihnen meinen Bach. Kurz und knapp. Der lautet:

**„Ich denke froh und heiter,
Glück ist mein Begleiter."**

Da müssen Sie grinsen. Unwillkürlich. So etwas Dämliches hört man ja auch selten. Noch einmal: „Ich denke froh und heiter, Glück ist mein Begleiter." Nur: Dazu habe ich sofort ein Bild. Froh und heiter und Glück ... Da sehe ich mich auf einer Bergwiese liegen, mitten zwischen Blumen, über mir der blaue Himmel, die Sonne lacht ... Und dieses Bild habe ich Hunderte, Tausende Male mit hinuntergenommen. Kurz vor dem Einschlafen. Während der Meditation. Und oft, allzu oft, wenn ich mit Ihnen, den Patienten spreche.

Und jedes Mal, wenn der Satz dieses Glücksbild erzeugt, jedes Mal fällt ein Tropfen klares Wasser in den schwarzen Schlamm, Schlick, Abfall, in das Unterbewusstsein. Und macht es ein bisschen heller. Jedes Mal ein bisschen mehr. Und wenn dann Tausende, Zehntausende, ja Hunderttausende Tropfen da unten angelangt sind, hat das Unterbewusstsein eine hellere Färbung angenommen. Ist positiv geworden. Steht mir nicht mehr so im Weg wie früher. Hemmt mich nicht mehr mit angstvollem Vorsichtsgeschwätz, sondern hilft mir.

Treibt mich an. Ermutigt mich. Ermuntert mich, etwas Neues zu probieren. Mal etwas ganz anderes zu machen, mutig zu sein. Ein völlig anderes Lebensgefühl. Weil ich es persönlich erfahren habe, darf ich darüber sprechen.

Meditieren ist ganz einfach

Wissen Sie doch: Hinsetzen, entspannen, auf den Atem konzentrieren und an nichts denken. Anfangs eine Minute, später zwei, drei Minuten, irgendwann eine halbe Stunde. Als ob das irgendjemand könnte. Natürlich nicht. Das schaffen Sie höchstens zwölf Sekunden lang. Dann schweifen Sie ab. Völlig normal. Ganz natürlich. Also kommen Sie immer wieder zurück. Fangen Sie erneut an. Und das unzählige Male.

Das nennt man übrigens Training. Auch der Geist braucht Training.

Hier eine Kurzanleitung für den Blitzschlaf. Und auf den nächsten Seiten finden Sie Tipps für die Praxis.

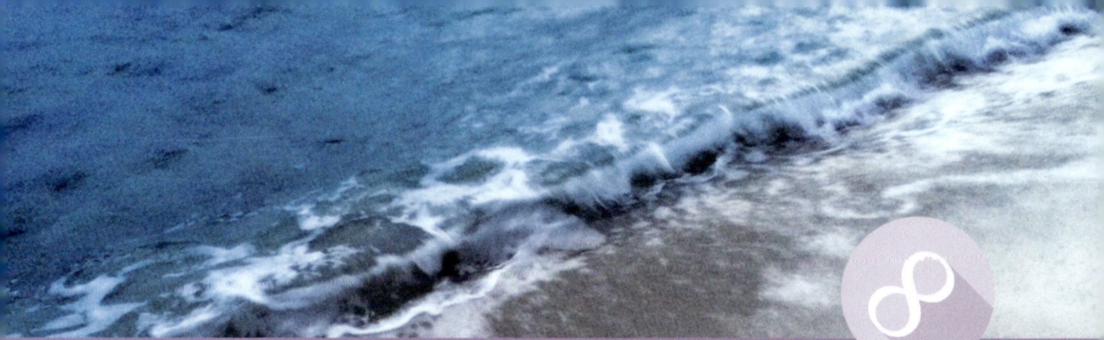

… DIE MEDI IM GEHIRN …

Richard Davidson von der University of Wisconsin-Madison demonstrierte schon 2007, dass ein dreimonatiges Meditationstraining Intelligenz und Aufmerksamkeit schärft. Die Probanden erkannten danach Zahlen, die auf einem Bildschirm zwischen vielen Buchstaben versteckt waren, schneller als zuvor. Und Meditation macht mutiger. Und freundlicher. Sara Lazar vom Massachusetts General Hospital in Boston zeigte im Hirnscan, dass meditative Praxis den Mandelkern schrumpfen lässt. Das ist der Hirnteil, der unsere Angst steuert. Dafür wächst die sogenannte graue Substanz im Gehirn, die für Mitgefühl und Empathie zuständig ist.

Blitzschlaf

Stellen Sie Ihr Handy auf zwei Minuten. Setzen Sie sich bequem auf einen Stuhl, lockern Sie die Kiefermuskeln, strecken, räkeln Sie sich und gähnen Sie nach Lust und Laune herzhaft. Lassen Sie Ihre Schultern locker. Stellen Sie die Füße bequem breitbeinig auf den Boden, legen Sie Ihre Arme ganz locker auf die Oberschenkel oder auf den Tisch. Lassen Sie Ihren Kopf weich nach vorn fallen oder legen Sie ihn auf die Arme. Schließen Sie Ihre Augen. Und atmen Sie so lange wie möglich aus, dann ganz weich und ruhig tief in den Bauch. Stellen Sie sich vor, dass mit jedem Atemzug frische, reine Energie in Ihren Körper flutet und mit jedem Ausatmen alles Alte, Dunkle, Verbrauchte ihn verlässt. Nun sagen Sie sich unhörbar im Rhythmus des Atmens ständig Ihr Ruhewort vor: meines zum Beispiel ist „iamon". Tiefste Entspannung in Sekunden. Daheim, im Büro, in der U-Bahn, zur Not auf dem Klo. Dabei können Sie die buntesten Träume erleben, sich wie in der Nacht völlig vergessen, oder auch geistig hellwach fühlen. Immer profitiert Ihr Körper davon. Und wenn der Wecker Sie nach zwei Minuten in den Alltag zurückholt, fühlen Sie sich, als hätten Sie gerade stundenlang erquicklich geschlafen.

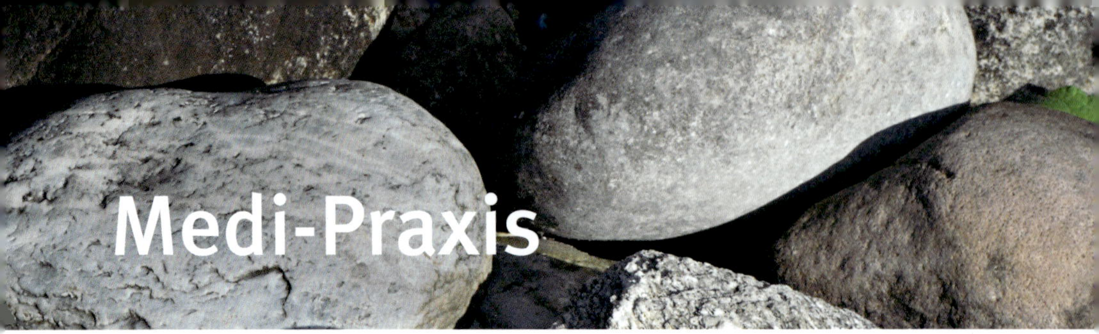

Medi-Praxis

Wort-Medi. Statt mir vorzunehmen, an nichts zu denken, denke ich ein Wort. Eines ohne jegliche Bedeutung. iamon. iamon. iamon. iamon … immer wieder. Sie können natürlich auch Ommm denken oder sich ein eigenes Ruhewort ausdenken. Ich brauche inzwischen im stärksten Stress iamon nur anzudenken und bin weg. Fällt meinen Patienten manchmal auf. Wenn sie mir über eine Stunde ihr Leid geklagt haben und ich plötzlich so einen abwesenden Blick bekomme …

Aroma-Medi. Einer meiner Patienten, ein Diplom-Ingenieur, kam auf einen besonderen Trick. Geht ganz einfach. Ein Tropfen reines (100%iges) Bioaromaöl auf die Handflächen geträufelt, verrieben und die Hände zur Schale geformt über Nase und Mund gestülpt (Augen freihalten wegen Reizungsgefahr). Augen zu, tief ein- und ausatmen, und iamon, iamon, iamon … Oder nur auf den Duft konzentrieren. Wunderbar! Eine völlig neue Welt. Bisher ausprobiert mit Lavendelöl, Teebaumöl und Jasminöl (teuer, wirkt aber einmalig). Und es gibt bekanntlich Hunderte Öle mit Tausenden Wirkungen.

Lauf-Medi. Ob beim Gang zum Bioladen oder während der morgendlichen Laufrunde: Im Rhythmus der eigenen Schritte sanft, aber tief ein- und ausatmen. Und wieder iamon, iamon, iamon … Beim Joggen langsam laufen, ganz kleine Schritte auf dem Vorderfuß machen. Tänzeln. Schweben. Keinesfalls aus der Puste kommen. Untrainierte legen Gehpausen ein, wenn es zu viel wird. Bewegungsmeditation soll Spaß machen. Und irgendwann schweben Sie. Spüren Ihre Füße nicht mehr. Fliegen, wie ein Adler …

Selbstliebe trainieren. Wenn Sie innerlich mal wieder über sich selbst schimpfen, schlüpfen Sie in die Rolle eines richtig guten Freundes und reden sich selbst gut zu: „Kopf hoch! Das wird schon! Das kann jedem passieren. Ich find dich super!" Es gibt Sie nur einmal. Seien Sie nett zu sich. Loben Sie sich für die Laufrunde, den beantworteten Brief …

Achtsamkeitsübung. Richten Sie jede Stunde 30 Sekunden lang Ihre Aufmerksamkeit auf all das Schöne, Gute und Wunderbare in Ihrer Umgebung. Vogelzwitschern. Kinderlachen. Der Duft von Kaffee. Das spannende Buch auf dem Schreibtisch. Die Wärme der Heizung. Ihren Herzschlag. Tipp: Lassen Sie sich vom Handy daran erinnern. Bis Sie es reflexartig tun.

Erst mal tief durchatmen. Sagt schon ein altes Sprichwort. Und es stimmt: Bei akutem Stress, Lampenfieber oder Ärger aufrecht hinstellen – und lächeln! Ganz tief in den Unterbauch atmen. Dann langsam und vollständig ausatmen. Zehnmal wiederholen. Beruhigt den Puls, vertreibt Anspannung und Nervosität.

Springen Sie. Seil. Auf dem Trampolin. Auf dem Boden. Immer dann, wenn Sie furchtbar schlechte Laune haben. Aufwärtsbewegungen machen glücklich. Abwärtsbewegungen schlechte Laune. Gilt auch für die Mundwinkel, probieren Sie es gleich mal aus.

Atmen Sie sich zum Buddha. Immer wenn Sie erschrecken oder unter Druck geraten, atmen Sie tief ein. Ein Reflex. Wenn Sie dann weglaufen würden, wäre das kein Problem. Aber Sie bleiben sitzen, atmen den ganzen Tag über immer ein bisschen mehr ein als aus. Der pH-Wert im Blut steigt, um den überschüssigen Sauerstoff wegzupuffern. Kalzium sinkt, die Gefäße verengen sich. Die Folgen: Kopfschmerzen, Nervosität, Schlafstörungen, Herzstechen, Magenschmerzen. Muss nicht sein. Atmen Sie künftig immer ein bisschen mehr aus als ein. Atmen Sie tieeeeeeeeeef auuuuuuuuussssss. Und schon steigt der Kalziumspiegel, der pH-Wert, der Innere-Ruhe-Pegel – und die Zipperlein verschwinden.

Muskelverspannung. Was hilft? Richtig atmen. Setzen Sie sich ruhig und locker auf einen Stuhl. Atmen Sie tief ein und ganz lange aus. Nehmen Sie sich 15 Sekunden Zeit dafür. Atmen Sie fünf Minuten lang nur viermal pro Minute. Der Kalziumspiegel steigt an. Sie werden unangreifbar. Ruhig wie Buddha.

Lassen Sie die Schultern fallen. Gegen das stete verspannte Dahocken gibt es einen unglaublich einfachen, aber wirkungsvollen Trick aus der Physiotherapie: Lassen Sie einfach die Schultern fallen. Und klick, klick, klick … jeder Muskel des Körpers entspannt sich, bis zum großen Zeh hinunter. Hundertprozentige Erleichterung. Ein Reflex fürs Leben.

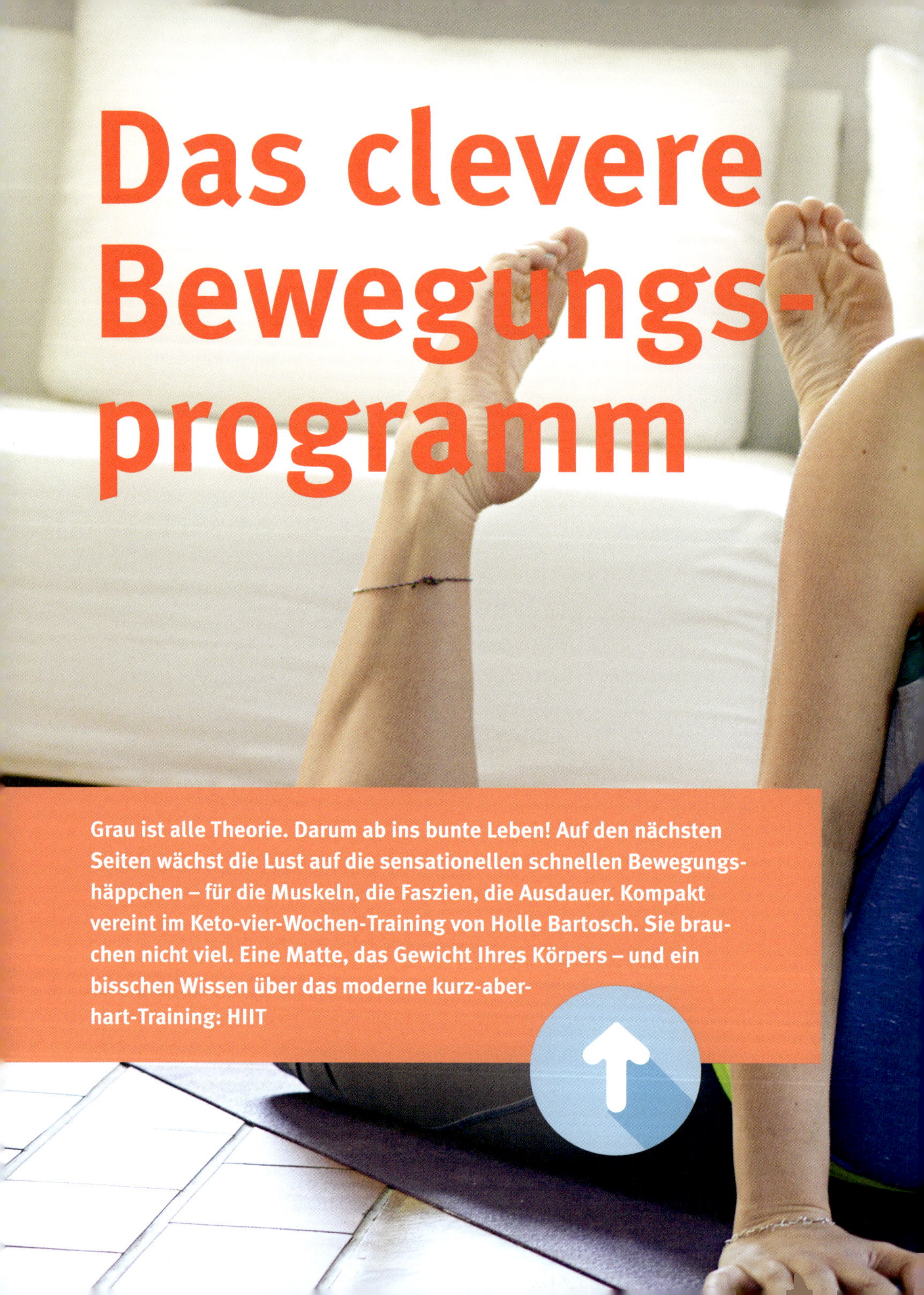

Das clevere Bewegungs-programm

Grau ist alle Theorie. Darum ab ins bunte Leben! Auf den nächsten Seiten wächst die Lust auf die sensationellen schnellen Bewegungshäppchen – für die Muskeln, die Faszien, die Ausdauer. Kompakt vereint im Keto-vier-Wochen-Training von Holle Bartosch. Sie brauchen nicht viel. Eine Matte, das Gewicht Ihres Körpers – und ein bisschen Wissen über das moderne kurz-aber-hart-Training: HIIT

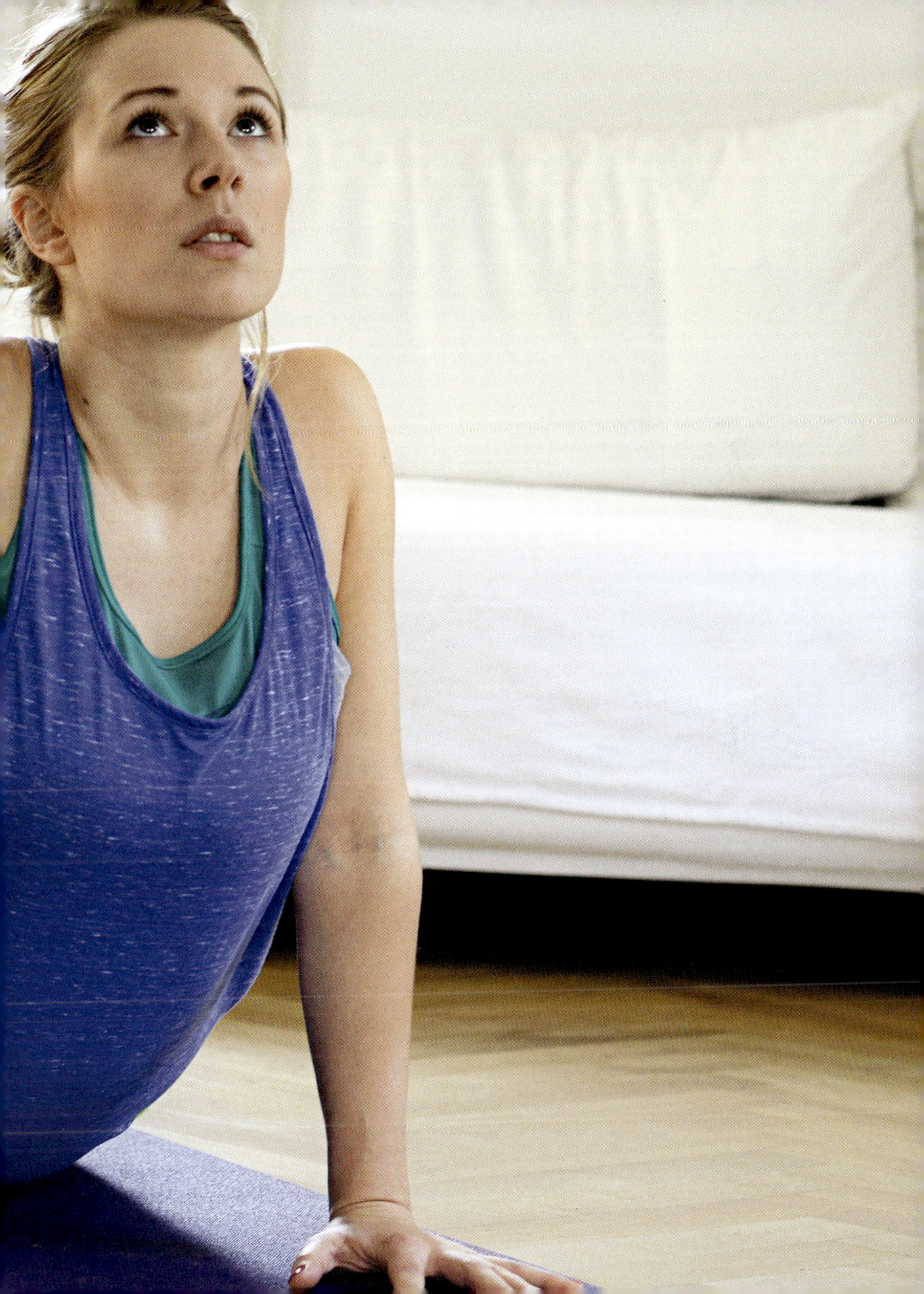

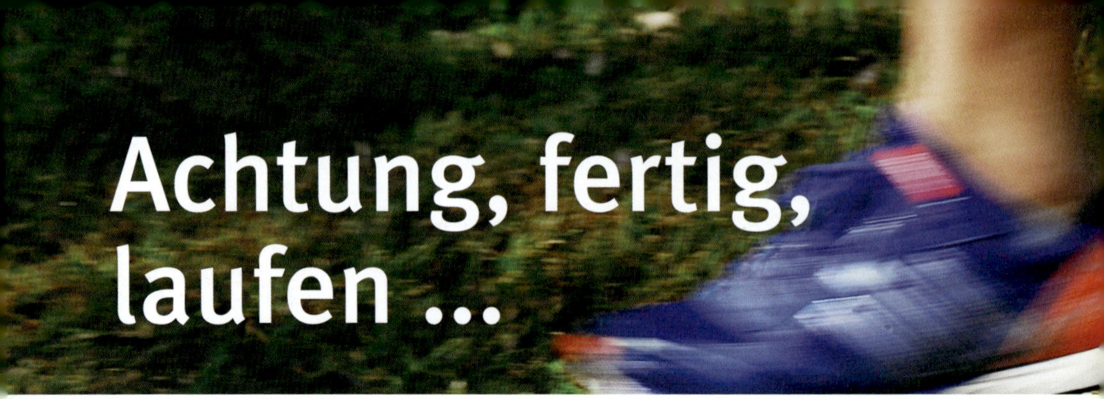

Achtung, fertig, laufen …

Die Ernährungsumstellung ist der entscheidende Schritt in Ihr neues Leben, wobei noch etwas Essenzielles fehlt. Etwas, was mir sehr am Herzen liegt. Sie ahnen schon: ja, die tägliche Bewegung. Darum lade ich Sie ein zu einem neuartigen ganzheitlichen Bewegungsprogramm, das Sportwissenschaftlerin und Yogalehrerin Holle Bartosch für Sie entwickelt hat:

- Basis-Ausdauer
- Muskelkraft
- Faszien fordern
- HIIT-Einheiten

In der **ersten Woche** stehen erst einmal lange Spaziergänge auf dem Plan. Sie gehen es langsam, aber konsequent an, da die Ernährungsumstellung schon recht viel Kraft kostet. Sie dürfen auch aufs Trampolin, um etwas für Ihre Faszien zu tun …

In der **zweiten Woche** kommen Sie locker ins Joggen. Nutzen Ihr Trampolin und haben sich schon ein bisschen mit dem Faszienprogramm angefreundet. Das Bewegungsprogramm fällt Ihnen jetzt leichter als letzte Woche? Gut so. Bestimmt merken Sie schon jetzt, dass Ihr Körper langsam, aber sicher auf Kohlenhydrate verzichten kann.

In der **dritten Woche** peppen Sie die Laufeinheiten auf mit kurzen intensiven Tempospitzen. HIIT. Lockere Einheiten absolvieren Sie auf dem Trampolin oder in den Laufschuhen. Auch ein kleines knackiges Krafttraining gesellt sich dazu. Ihr Faszienprogramm runden Sie mit Feder- und Sprungübungen ab.

In der **vierten Woche** bersten Sie schier vor Energie. Los geht's! Längere Tempospitzen, mehr Wiederholungen. Die lockeren Laufeinheiten brauchen Sie zum Erholen. Das Krafttraining können Sie intensivieren, indem Sie ein paar Wiederholungen mehr machen und so Ihre Muskeln stärker herausfordern. Und Ihr Faszienprogramm sollte Ihnen mittlerweile in Fleisch und Blut übergegangen sein. Weiter so!

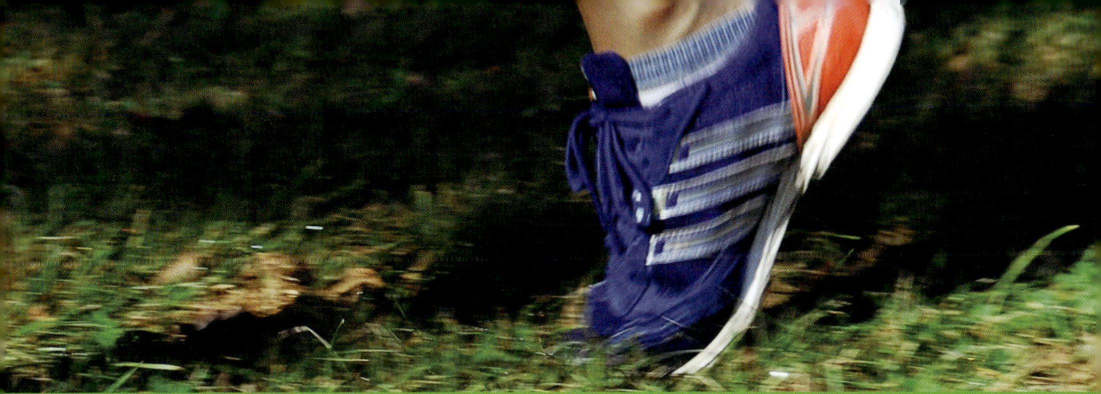

... DAS KETO-BEWEGUNGSTRAINING ...

Erste Woche

- Im Ausdauerbereich erwarten Sie Spaziergänge nach Lust und Laune. Aber bitte mindestens jeden zweiten Tag an die frische Luft gehen. Mindestmaß ist eine halbe Stunde.
- Bauen Sie zwei Einheiten des Faszienprogramms in diese Woche ein. Sie werden staunen, wie frei Sie sich danach fühlen. Die Trainingsbeschreibung finden Sie ab Seite 86.
- Mit Krafttraining lassen Sie sich noch zwei Wochen Zeit.

Zweite Woche

- Sie können wählen: Jeden zweiten Tag 40 Minuten schnelles Gehen oder 20 Minuten Trampolinhüpfen oder 30 Minuten lockeres Laufen.
- Dreimal Faszienfitness einbauen (siehe Seite 86).

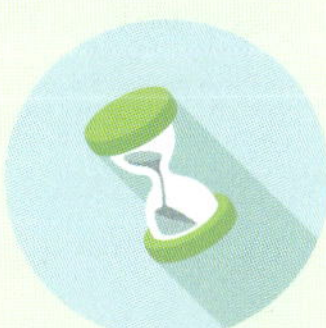

Dritte Woche

- Dreimal HIIT: Intervalllänge: acht bis zehn Sekunden, jeweils drei bis fünf Wiederholungen. Trainingsbeschreibung ab Seite 80.
- Dreimal lockeres Laufen oder Trampolinhüpfen an den Tagen, an denen Sie kein HIIT machen.
- Dreimal Faszienprogramm und Sprungübungen.
- Endlich kommt ein bisschen Power für die Muskeln. Zweimal pro Woche Krafttraining (ab Seite 82).

Vierte Woche

- Dreimal HIIT: Intervalllänge: 15 bis 20 Sekunden, fünf bis acht Wiederholungen.
- Dreimal lockeres Laufen oder Trampolinhüpfen an den Tagen, an denen Sie kein HIIT machen.
- Dreimal Faszienprogramm und Sprungübungen.
- Zweimal Krafttraining.

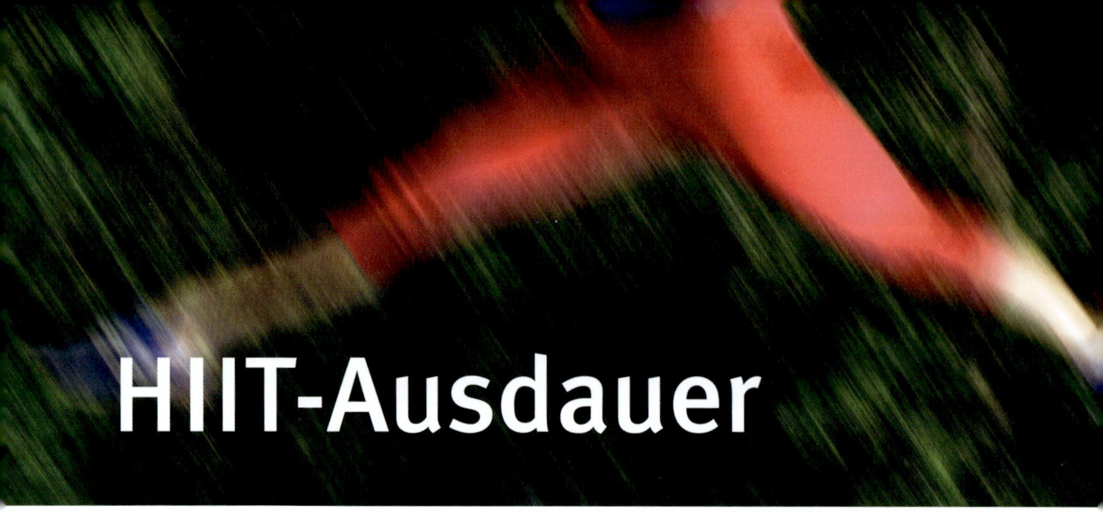

HIIT-Ausdauer

Lernen Sie, Fett zu verbrennen. Bringen Sie Ihren Muskeln bei, Fette zu verwerten. Das geht effektiv über Ausdauertraining. Die ersten beiden Wochen Ihres Ausdauertrainings verbringen Sie erst mal locker. Mit langsamen Einheiten wie Spazierengehen, lockerem Joggen oder Trampolinhüpfen. Nichts, was Sie besonders anstrengen sollte. Denn Ihr Körper arbeitet gerade hart für Sie. Auch ohne Bewegung. Deswegen ist weniger manchmal mehr.

In der dritten Woche lernen Sie dann das Fliegen ohne Anstrengung mit einem Körper, der sich bereits in der Fettverbrennung wohlfühlt. Jetzt können Sie eine Schippe drauflegen. Und am effektivsten geht das mit einem hochintensiven Intervalltraining. Geht überall im Wald, auf dem Rad, dem Crosstrainer, mit dem Springseil oder im Schwimmbecken. Wichtig ist: Der Puls darf hoch sein! Und noch ein wenig höher. Haben Sie keine Angst vor der Anstrengung. Und hier kommt der übliche Satz: Gehen Sie vorher zum Arzt und lassen Sie sich durchchecken ...

Während Ihr Stoffwechsel nach einem lockeren Läufchen schnell wieder herunterfährt, verbrennen Sie nach Ende einer kurzen, aber intensiven Trainingseinheit über Stunden mehr Energie – durch den Nachbrenneffekt. Genau das ist die Idee beim hochintensiven Intervalltraining. Das ist der Schlüssel zum 24-Stunden-Fettstoffwechsel. Und nicht nur den bekommen Sie – sondern auch mehr Energie, Leistungsfähigkeit und Lebensfreude. Sie bewegen sich und leben einfach auf einem höheren Level.

Das High-Intensity Interval Training

Hochintensive Phase: Sie laufen, schwimmen oder hüpfen an Ihrer Belastungsgrenze. Acht bis 15 Sekunden im „Alles-was-geht"-Modus reichen absolut aus.

Am Anfang. Wer trainiert ist, mehr will, der steigert. Erst auf 20, dann auf 30 bis zu 60 Sekunden pro Intervall.

Erholungsphase: Anschließend erholen Sie sich im Aktivmodus. Nämlich bei gemächlichem Tempo für etwa die drei- bis vierfache Zeitdauer der Belastungsphase. Und wenn Sie das Gefühl haben, Sie brauchen eine längere Pause, dann gönnen Sie sich die Zeit!

Neubeginn: Sie hängen anschließend einen neuen Zyklus mit der hochintensiven Phase dran. Der Wechsel zwischen den beiden Belastungsintensitäten ist sehr viel fordernder als eine Trainingseinheit im gleichmäßigen Tempo. Der Nachbrenneffekt und damit mehr Fettabbau sind Ihnen sicher. Genauso wie neue Muskeln.

Ihr Programm

An drei Tagen pro Woche trainieren Sie HIIT. Bitte immer mindestens einen Tag locker bewegen zwischen den Einheiten. Ob Sie im Wasser, im Wald, im Wohnzimmer oder auf der Bahn trainieren, egal. Hauptsache Sie trauen sich. Und spüren den Erfolg. Drei Tage die Woche intensiv, die restlichen Tage bewegen Sie sich meditierend nach Lust und Laune.

Erste Woche: Jeden zweiten Tag, also drei- bis viermal, einen Spaziergang machen oder locker joggen. Trampolinhüpfen oder schwimmen können Sie gerne auch. Alles, was Spaß macht und Sie ganz locker ohne Stress in Bewegung bringt, ist gut.

Zweite Woche: Jetzt können Sie eine Schippe drauflegen. Jeden zweiten Tag 40 Minuten schnelles Gehen oder 20 Minuten Trampolinhüpfen oder 20 bis 30 Minuten lockeres Laufen.

Dritte Woche: Nun kommen die intensiven Einheiten dran. Sie können das Sprinten auch ersetzen durch Sprinten im Wasser, Seilspringen oder Laufen auf dem Trampolin. Je nachdem, was Ihnen Spaß macht.
Einlaufen: fünf Minuten. Sprinten: acht bis zehn Sekunden. Locker Laufen: drei Minuten. Und das machen Sie drei- bis fünfmal hintereinander.

Vierte Woche: Einlaufen: fünf Minuten. Sprinten: 15 bis 20 Sekunden. Locker laufen: drei Minuten. Und das machen Sie fünf- bis achtmal hintereinander.

Kommen Sie damit gut zurecht, können Sie weiter steigern. Sowohl über die Anzahl als auch über die Zeit der Intervalle. Falls Ihnen das Programm zu intensiv ist, so verringern Sie die Anzahl der Intervalle und bleiben Sie eventuell etwas länger beim Programm der zweiten Woche. Gehen Sie erst zur nächsten Woche über, wenn Sie sich fit genug fühlen.

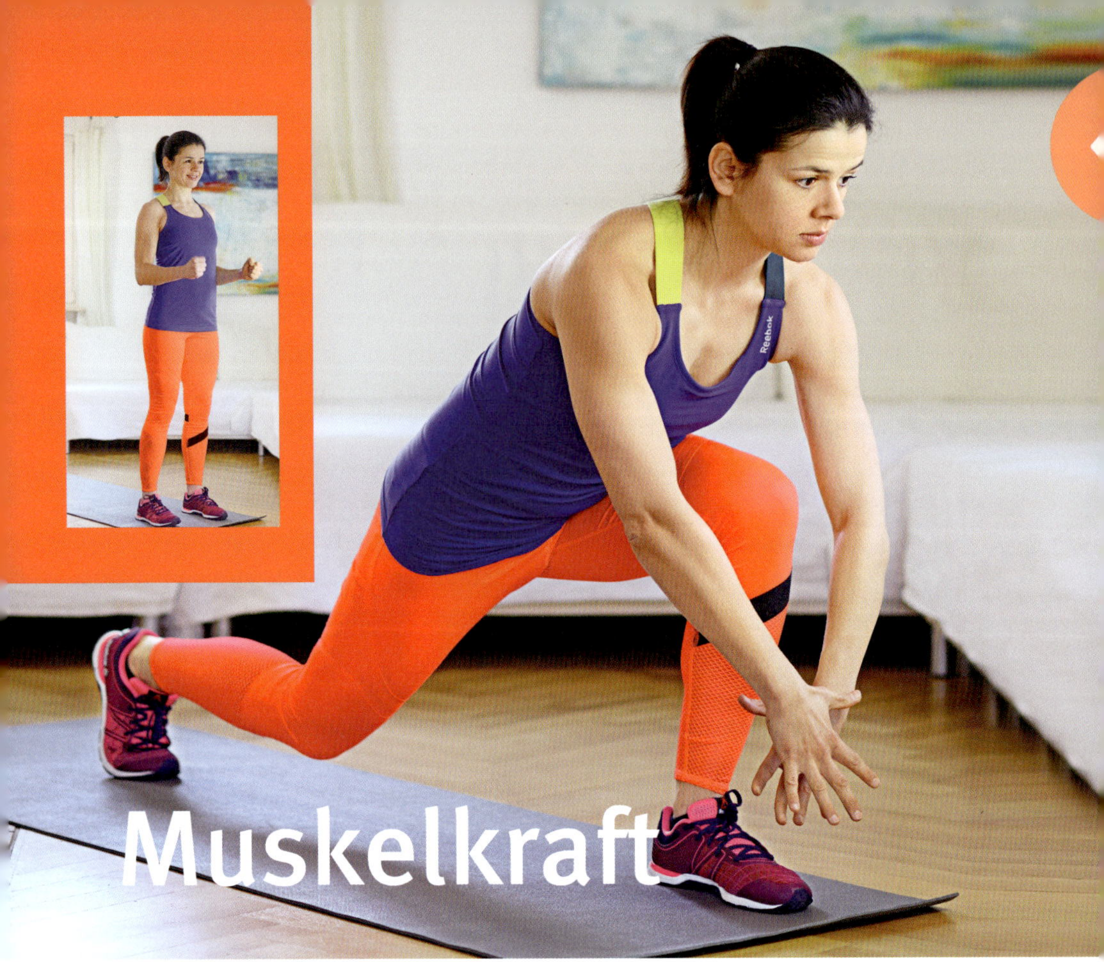

Muskelkraft

Dieses Minimalprogramm kräftigt Ihre Muskelketten. Die Muskeln müssen hier zusammenarbeiten und sich permanent abstimmen. Diese Art von Krafttraining stählt Sie für den Alltag.

Wärmen Sie sich fünf Minuten auf dem Trampolin auf oder laufen und hüpfen Sie auf der Stelle. Schwingen Sie Ihren Körper ein. Tanzen Sie heftig zu Musik. So ist Ihr Körper vorbereitet auf das, was jetzt kommt. Bitte wiederholen Sie jede Übung so lange, bis Sie nicht mehr können. Das dürfen ruhig zehn bis 30 Wiederholungen sein. Ihr Körpergefühl zählt. Beißen Sie die Zähne zusammen und lassen Sie trotzdem den Atem fließen. Machen Sie von jeder Übung zwei bis drei Sätze. Legen Sie kurze Pausen von 20 bis 30 Sekunden zwischen den Übungen ein. So können Sie erholt in die nächste Runde gehen. Immer mit maximaler Körperspannung. Versuchen Sie, vermehrt über die Nase ein- und auszuatmen.

Der Ausfallschritt

Für Beine, Po und unteren Rücken

Aufrechter Stand, Arme beugen, Hände zu Fäusten ballen … Die Füße sind parallel. Ausatmend mit dem rechten Bein einen Ausfallschritt nach hinten machen, gleichzeitig die Hände öffnen und mit gespreizten Fingern zum linken vorderen Fuß führen. Rücken lang lassen! Einatmend mit Schwung aus dem hinteren Fuß wieder zurück in den Stand mit leicht gebeugten Beinen. So bleibt Spannung in den Beinen. Arme auch wieder beugen und Hände zu Fäusten ballen. Ausatmen und wieder rechtes Bein zurück … 15-mal mit dem rechten Bein wiederholen, dann Wechsel zum linken Bein.

Variation: Die gleiche Übung. Nur jetzt den rechten Fuß zur Seite führen statt nach hinten, während Sie das linke Bein beugen. Seitenwechsel nicht vergessen.

Gekreuzter Crunch

Für Rumpfvorderseite und Hüfte

Stehen Sie aufrecht, die Füße schulterbreit auseinander, Fingerspitzen an den Schläfen. Ellbogen zeigen nach außen. Einatmend den Bauchnabel nach innen oben ziehen – für eine gute Bauchspannung. Jetzt ausatmend Gewicht auf linken Fuß verlagern und das rechte Knie so weit wie möglich hochziehen. Gleichzeitig linken Ellbogen zum rechten Knie führen, dabei Rumpf, Kopf und Arme zur rechten Seite drehen und vorbeugen. Knie wieder absenken und den Rumpf zurückdrehen in die Ausgangsposition. Dann wieder von vorn. So lange, bis Sie nicht mehr können zur einen Seite, dann kommt die andere Seite dran.

Variation: Diese Übung können Sie auch am Boden sitzend ausführen. Nur der Po hat Bodenkontakt. Die beiden Beine sind angewinkelt in der Luft. Die Hände an den Schläfen. Einatmen, dann drehen und beugen Sie im Rumpf, sodass rechter Ellbogen und linkes Knie sich annähern. Dabei ausatmen. Zurück zur Mitte und einatmen. Dann linker Ellbogen und rechtes Knie ausatmend zusammenführen. Beine immer in der Luft lassen. Rumpfvorderseite immer gebeugt.

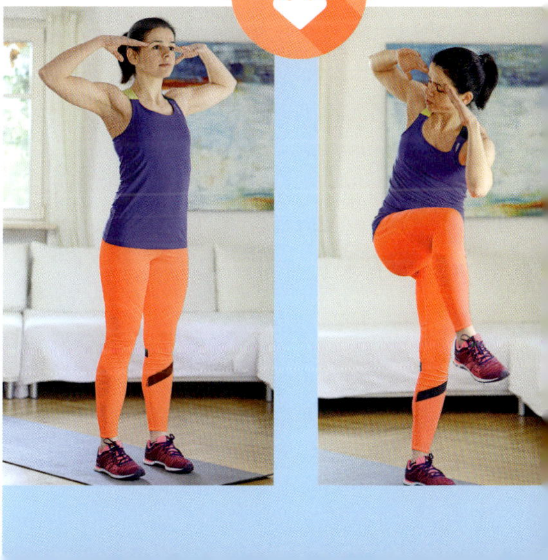

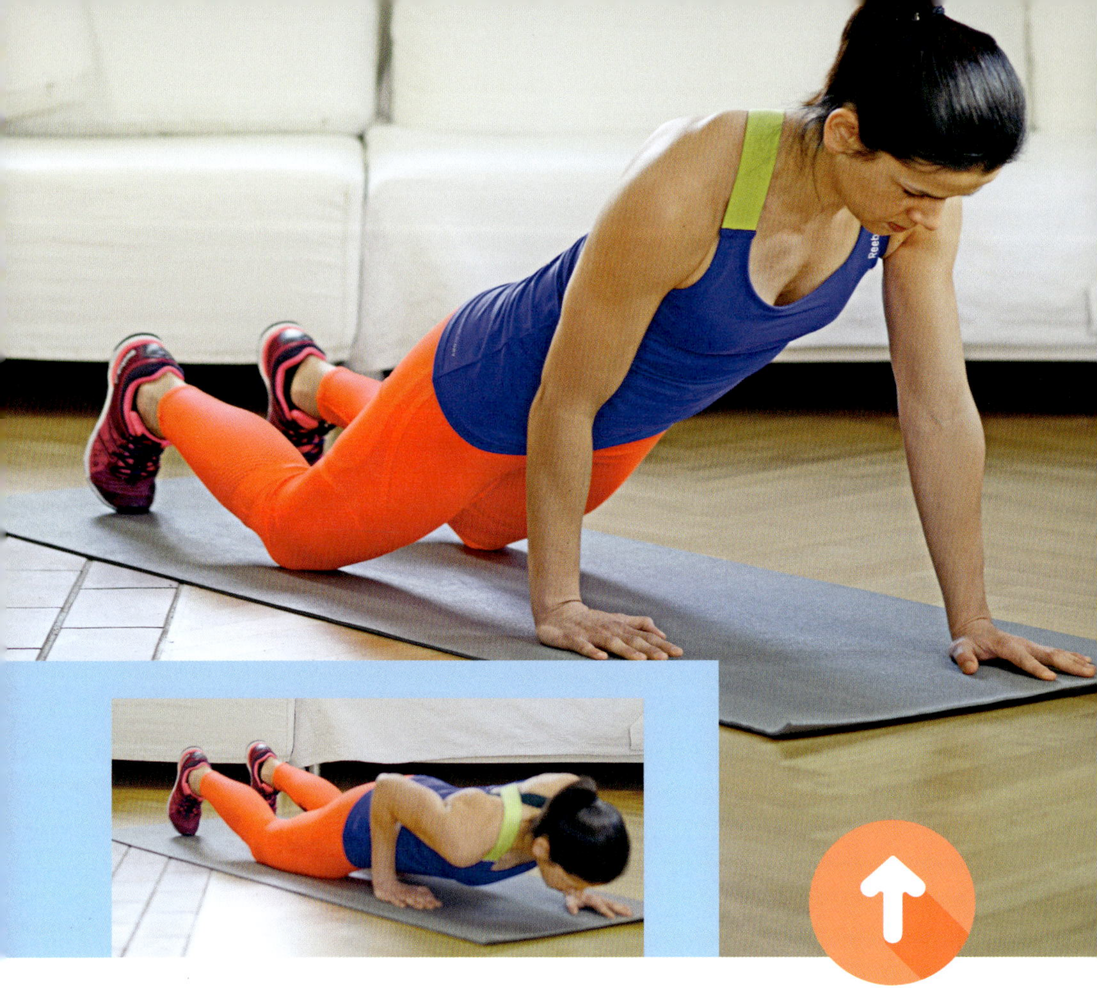

Versetzter Liegestütz

Für Schultern, Arme und Rumpf

Im lang gestreckten Vierfüßlerstand die rechte Hand auf Schulterhöhe auf dem Boden, die linke drei Handlängen weiter vorn aufsetzen. Strecken Sie Ihren Körper, indem Sie die Hüfte absenken. Jetzt sind Sie bereit für den Liegestütz. Von den Knien bis zur Schulter ist der Körper in einer Linie. Atmen Sie ein. Nun beugen Sie ausatmend Ihre Arme (linker Ellbogen zeigt zur Seite, rechter Ellbogen nach hinten), Nasenspitze sinkt Richtung Boden, dann mit der Einatmung wieder hochdrücken. Kopf in Verlängerung zur Wirbelsäule halten. Zehn Wiederholungen, dann Positionswechsel der Hände und noch mal von vorn.

Variation: Wer's schwerer mag, macht die volle Liegestütze. Also Füße aufgestellt und Knie weg vom Boden.

Der Tisch

Für Arme, Schultergürtel und Bauch

Hinsetzen, Hände hinter dem Po aufstützen. Fingerspitzen zeigen zum Po. Nun die Arme strecken. Füße heranziehen und aufstellen. Nun heben Sie den Po maximal an. Jetzt sind Sie in der Ausgangsstellung. Die Füße stehen unter den Knien, die Hände unter den Schultern. Atmen Sie tief ein. Bewegen Sie nun ausatmend den Po nach hinten unten Richtung Hände. Zwischen die Arme. Dabei senken Sie den Kopf ab, beugen Ihren Rumpf und heben die Fußballen vom Boden ab. Po einatmend wieder anheben, dabei zurück auf die Fußballen kommen. So heben und senken Sie Ihren Po. Zehn Wiederholungen sollten Sie schaffen, gerne aber auch mehr.

Variation: Wenn Ihr Po zwischen Ihren Armen ist und Sie einen guten Teil Ihres Körpergewichtes auf den Armen tragen, heben Sie abwechselnd das linke, dann das rechte Bein. Pro Bein ruhig ein wenig länger halten. Zehn Sekunden pro Bein sollten Sie schon durchhalten. Dann wieder zurück in die Ausgangsstellung. Profis können auch versuchen, beide Beine anzuheben und so in der Luft zu schweben ...

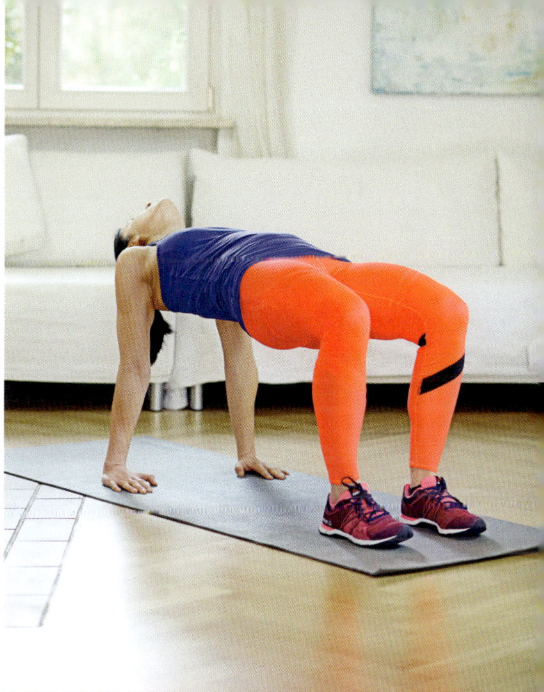

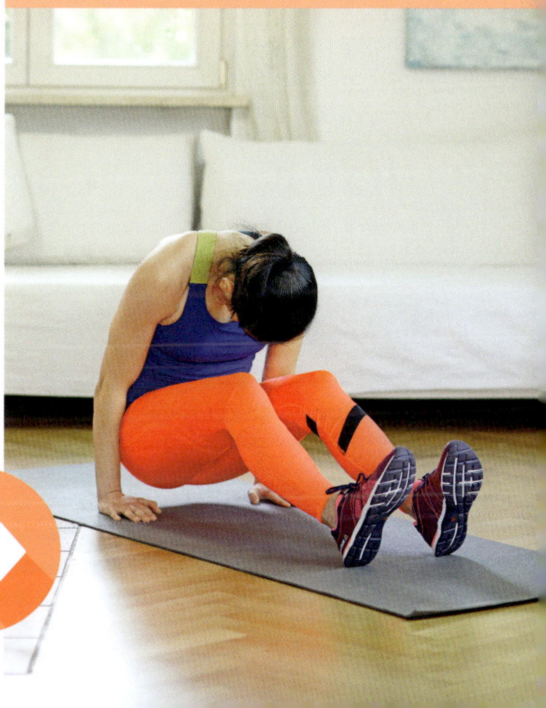

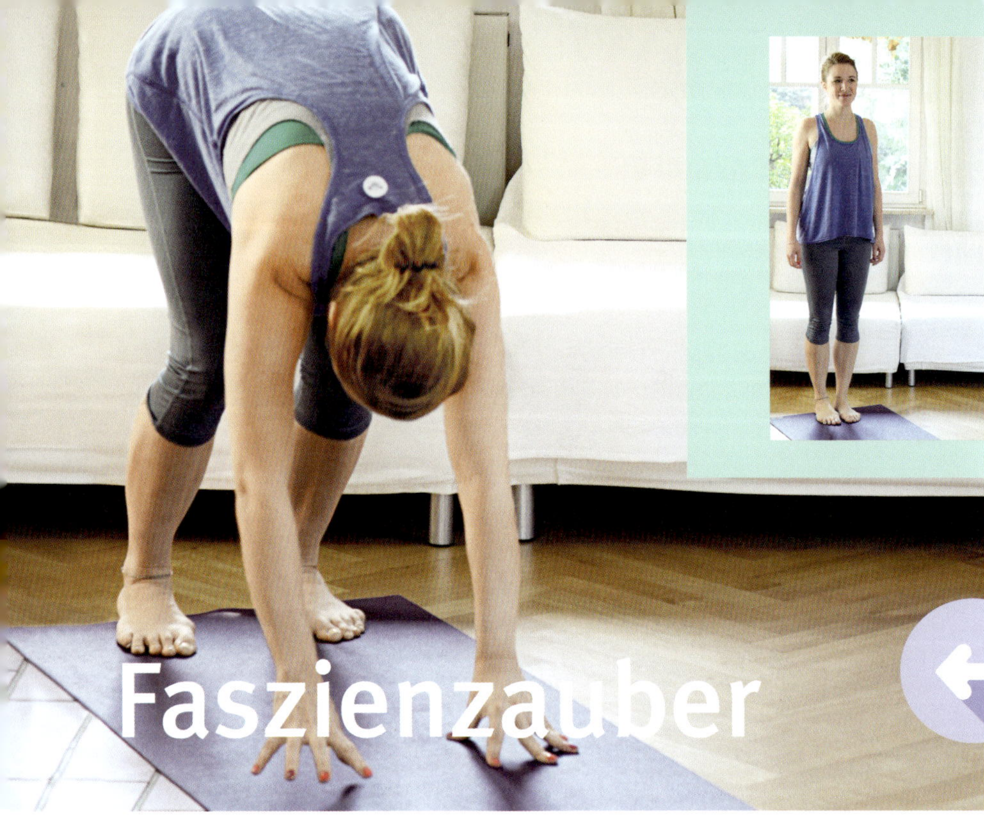

Faszienzauber

Im Alltag ist das Faszientraining der fehlende Mosaikstein. Ohne dieses Puzzleteil kommt es beim Laufen oder im Krafttraining oft zu Überlastungen und Verletzungen. Also dehnen, hüpfen, springen, spüren Sie – für geschmeidige, elastische und reißfeste Faszien.

Die Raupe

Dehnung und Aktivierung von Rücken und Beinrückseiten

Im Stand beugen Sie sich nach unten, bis die Hände zum Boden kommen. Wandern Sie mithilfe der Hände am Boden nach vorn, bis Sie im Stütz sind. Machen Sie einen Liegestütz. Wenn nötig, zwischendurch kurz ablegen. Dann lassen Sie die Füße nach vorn Richtung Hände wandern. Dabei die Beine möglichst gestreckt halten, sodass Sie ein Ziehen in Rücken und Beinen spüren. Sobald die Füße den Händen so nah wie möglich sind, versuchen Sie die rechte Hüfte nach oben zu drücken und dabei das Bein zu strecken. Wiederholen Sie diese Dehnung mit der linken Seite. Nun geht es wieder von vorn los. Wandern Sie mit den Händen von den Füßen weg in den Stütz usw. ... So bewegen Sie sich zwei Minuten lang durch das Wohnzimmer.

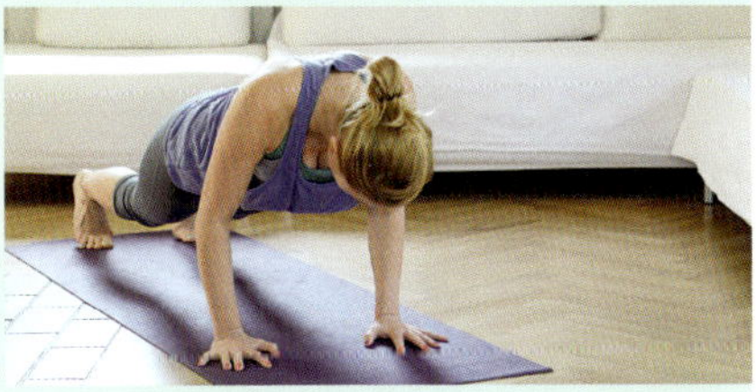

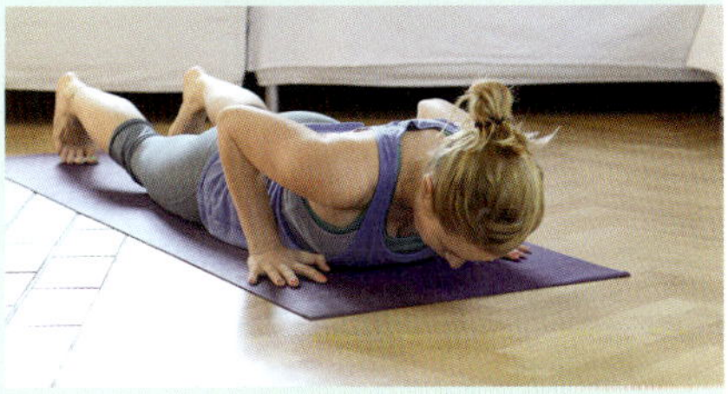

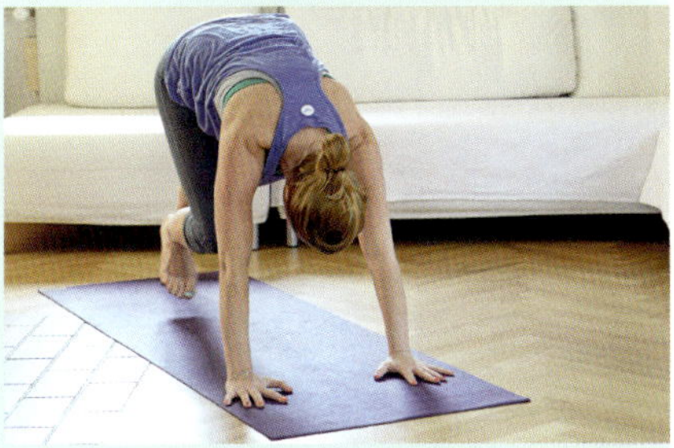

Das Gleiten

Dehnung und Aktivierung von seitlichem Rumpf und Schultergürtel

Grätschen Sie Ihre Beine im Stand und beugen Sie sie. Lassen Sie dabei die Knie nicht zu sehr nach innen fallen. Schieben Sie den Po etwas nach hinten raus, sodass der Rücken Spannung hat. Strecken Sie die Arme seitlich aus. Nun lassen Sie die Arme abwechselnd nach rechts und links gleiten wie auf einer Schiene. Als ob Sie jemand abwechselnd an der rechten und dann an der linken Hand zieht. Die Hüfte bleibt dabei ruhig. Nun, wenn Ihr linker Arm nach links gleitet, führen Sie den rechten Arm über dem Kopf auch nach links.
Die rechte Hand versucht die linke zu erreichen. Tut es aber nicht. Kommen Sie zurück in die Grundposition. Dann wieder den linken Arm nach links gleiten lassen und den rechten mit dazunehmen.
Achtmal pro Seite.
Dann Seitenwechsel.

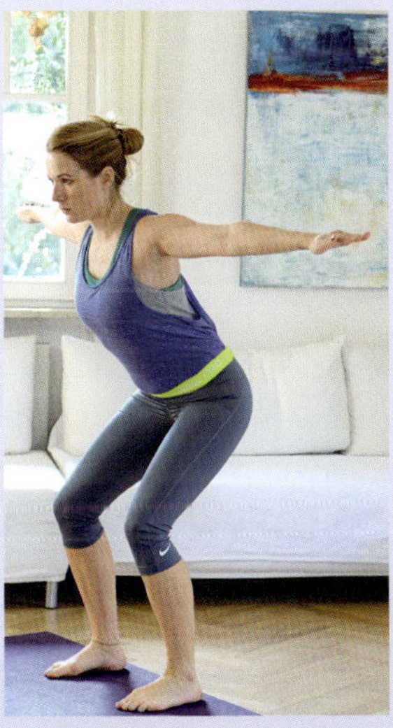

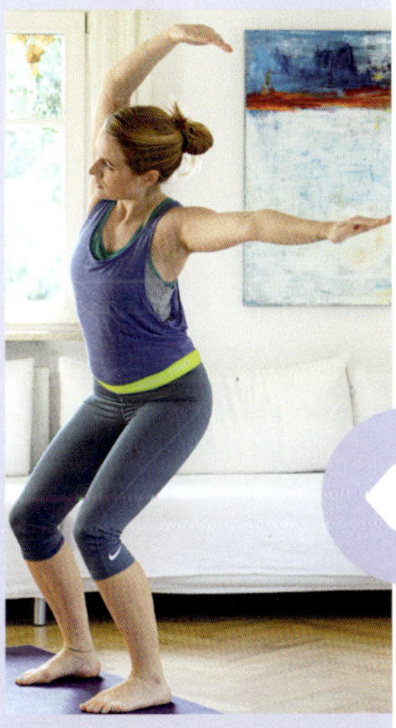

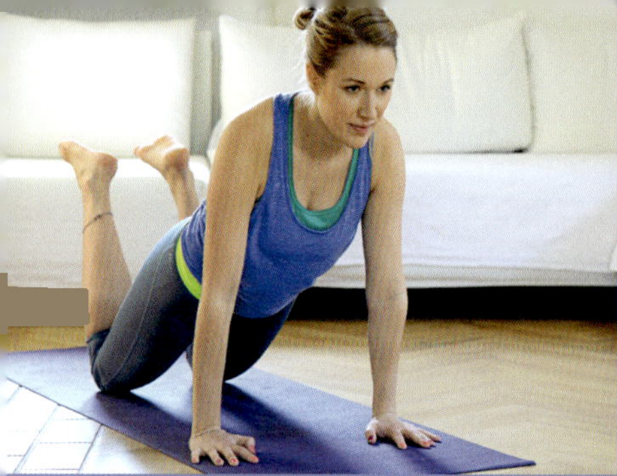

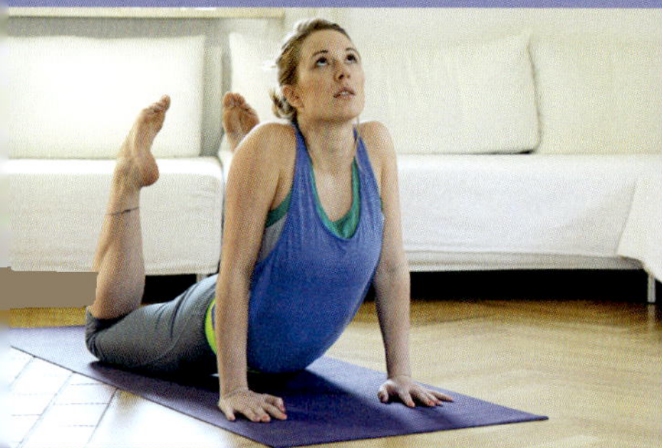

Die Kobra

Dehnung für Körpervorderseite, Schultergürtel und Hüfte

Im Vierfüßlerstand lassen Sie die Hüfte zum Boden sinken so weit es geht. Heben Sie die Füße an und ziehen Sie die Zehen Richtung Hinterkopf. Schieben Sie den Brustkorb nach vorn oben und machen Sie sich aus den Schultern heraus ganz lang. Nun öffnen Sie den Mund leicht und legen den Kopf langsam in den Nacken. Falls die Handgelenke wehtun, können Sie die Hände etwas weiter weg von sich positionieren oder sich auf den Fäusten abstützen. Acht bis zehn Atemzüge lang.

Der Krieger

Dehnung für Körperseite, Hüfte und Beinvorderseiten

Im Kniestand stellen Sie den linken Fuß vor sich auf den Boden. Senken Sie die Hüfte, soweit es geht, nach vorn Richtung Boden. Eventuell linken Fuß etwas nach vorn schieben, sodass die Hüfte weiter Richtung Boden sinken kann. Stellen Sie den rechten Fuß auf. Setzen Sie die linke Hand neben sich auf den Boden (mit Abstand zum linken Fuß). Verlagern Sie Ihr Gewicht auf die linke Hand. Den rechten Arm intensiv nach links oben zur Seite ziehen. Wer noch weiter gehen will: Heben Sie zusätzlich das rechte Knie an und lassen Ihre Hüfte noch mal absinken. Acht bis zehn Atemzüge lang.

Der Fußkreisel

Aktivierung der Waden und Füße

Im hüftbreiten Stand (Beine leicht gebeugt) verlagern Sie das Gewicht auf den linken Fuß. Mit dem rechten, nun entlasteten Fuß kreisen Sie mit der Fußsohle am Boden, sodass nacheinander die Ferse, Fußaußenkante, Zehenoberseite, Fußinnenkante den Boden berühren. Machen Sie die Kreise größer und größer und spüren Sie dabei auch, wie Knie, Wade, Oberschenkel und Hüfte mitarbeiten. Auch Ihr Standbein darf sich mitbewegen. Zehn Kreise pro Fuss.

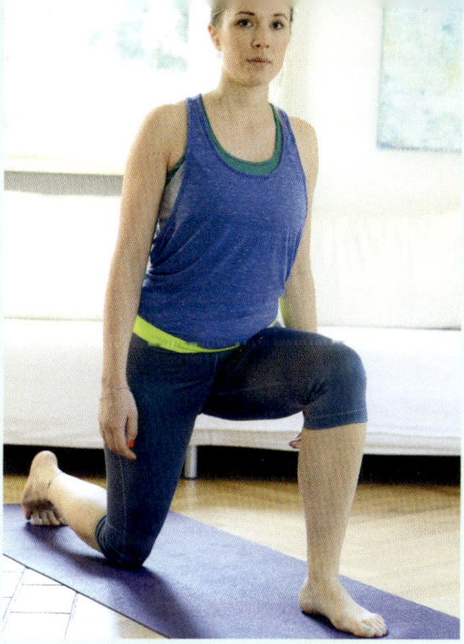

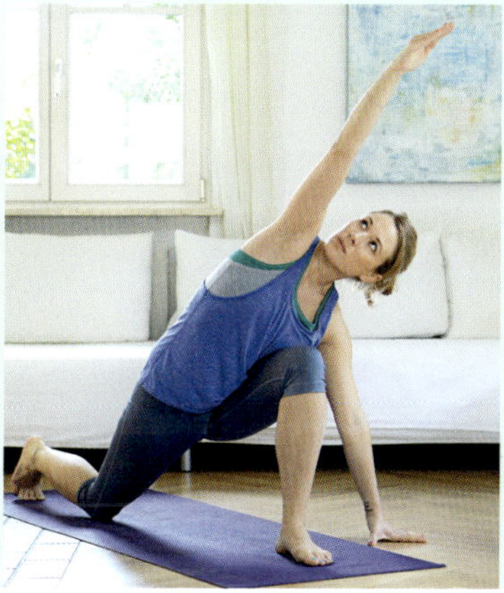

Die elastischen Sprünge

Aktivierung von Beinen und Rumpf

Springen Sie so leise und elastisch wie möglich. Variieren Sie so, dass Sie mal auf einem Bein, mal auf dem Fußballen, dann mit den Fußaußenkanten aufkommen. Mal schnell, mal langsam. Mit Seil – und ohne. Oder Sie laufen leichtfüßig Treppen hinauf und herunter. Das Wichtigste: Leise und elastisch wie bei einer Gazelle sollte es aussehen und sich anfühlen. Drei Minuten lang.

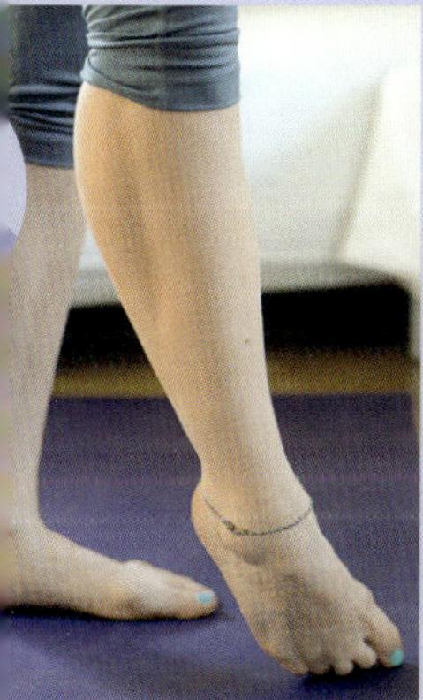

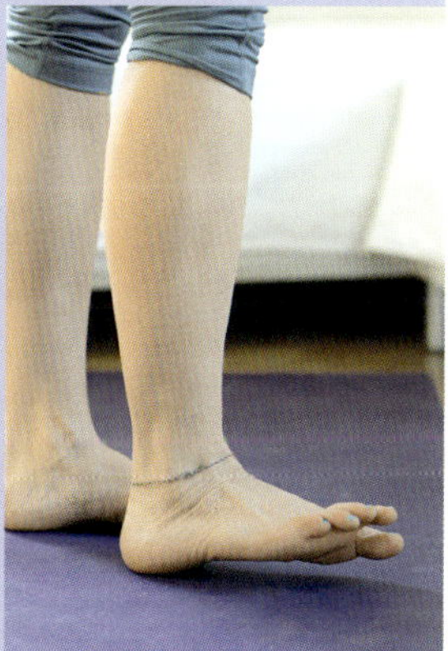

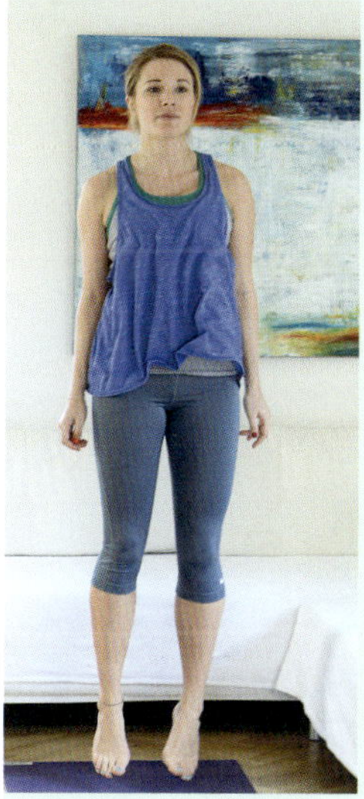

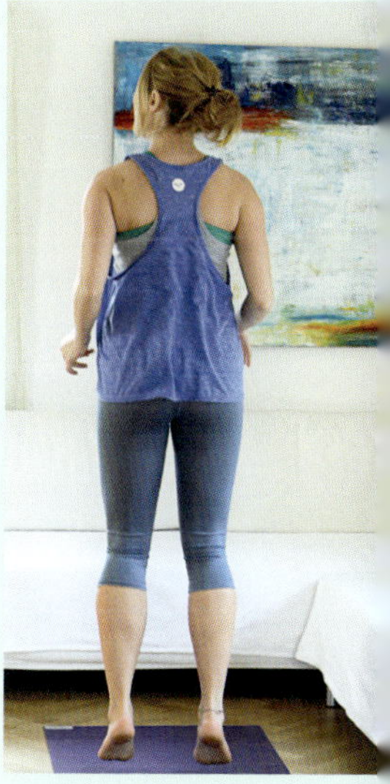

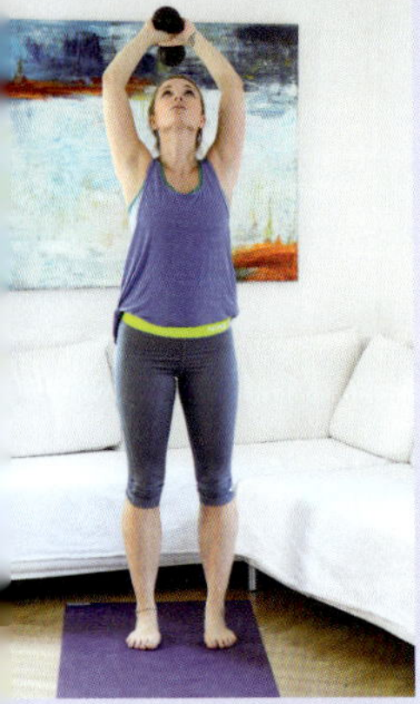

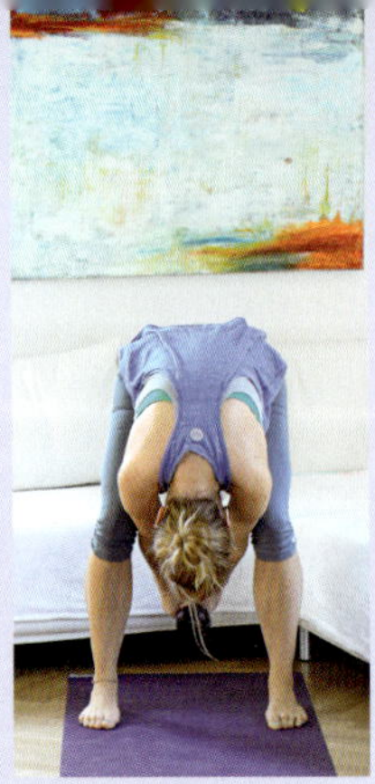

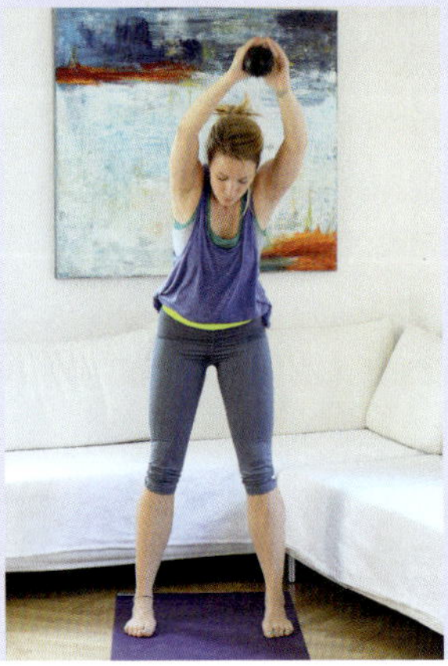

Das Schwingen

Aktivierung und Dehnung des gesamten Rückens

Stehen Sie leicht gegrätscht. Nun schwingen Sie mit einem leichten Gewicht (vielleicht einer Trinkflasche) in den Händen und mit gestreckten Armen von oben nach unten zwischen die Beine. Wichtig ist, dass Sie, wenn die Arme noch oben sind, den Schwung nach unten mit der Hüfte ausführen. Wie ein Speerwerfer, der sich weit nach hinten streckt, um dann den Schwung aus der Hüfte raus nach vorn einzuleiten. So bringen Sie Ihre Faszien auf Vorspannung und können Kraft entwickeln. Schwingen Sie zehnmal auf und ab.

Das Fußrollen

Aktivierung der Plantarfaszie und des Fußgewölbes

Haben Sie Probleme mit den Füßen oder der Achillessehne? Dann könnte Ihnen die folgende Übung helfen. Wichtig ist, dass Druck auf das Bindegewebe ausgeübt wird. Das führt zu einem Flüssigkeitsaustausch in den Faszien. Sie werden wie ein Schwamm ausgedrückt und transportieren dabei auch Lymphe und Stoffwechselprodukte ab. Danach füllen sie sich erneut mit Flüssigkeit. So kommt der Stoffwechsel wieder ins Fließen. Wichtig ist ein langsam anwachsender Druck, wie auch beim gefühlvollen Ausdrücken eines Schwamms. Stellen Sie einen Fuß auf einen Tennisball oder einen kleinen Gymnastikball und massieren Sie so Ihr ganzes Fußgewölbe und den Fußballen, indem Sie einen großen Teil Ihres Körpergewichtes auf den Ball verlagern und rollen. Spüren Sie, wie frei Ihr Fuß durch diese Massage wird? Mindestens eine Minute pro Fuß.

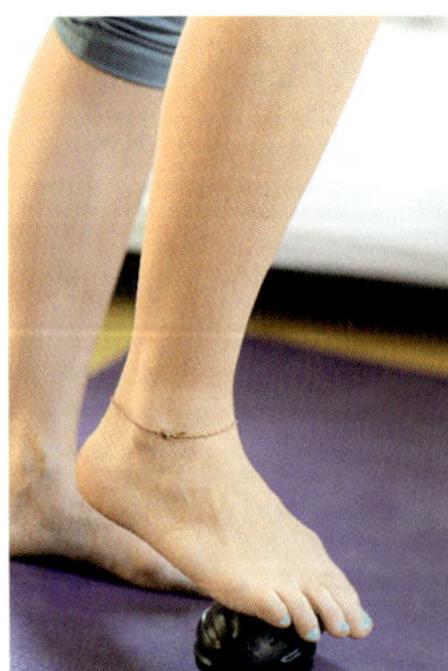

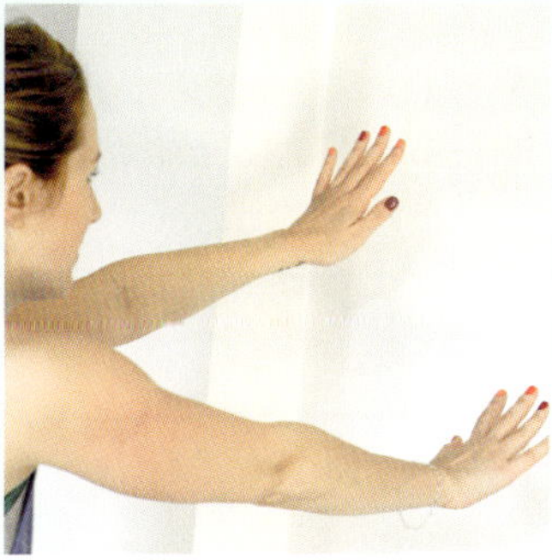

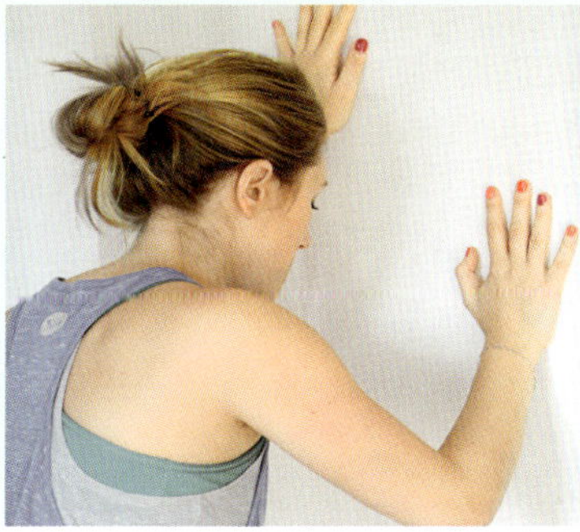

Die Schulterfeder

Aktivierung und Kräftigung des Schultergürtels

Stellen Sie sich so vor eine Wand, dass Ihre Füße etwa 1,5 Meter davon entfernt sind. Ihr Körper bleibt ganz gerade, während Sie sich mit den Händen gegen die Wand stützend nach vorn lehnen. Nun federn Sie aus Armen und Händen heraus wieder zurück. Beim nächsten Mal verändern Sie die Stellung der Hände ein wenig. So federn Sie vor und zurück, stoßen sich immer wieder von der Wand leicht ab und verändern die Handstellung. Sie können auch ein bisschen weiter weg von der Wand – so müssen Sie etwas mehr Kraft aufwenden. Das federnde Element in Ihren Bewegungen ist wichtig! Federn Sie 15- bis 20-mal. Aber nur so lange wie es sich noch „federnd" anfühlt.

Das Rückenrollen

Aktivierung der Rückenfaszien

Diese Übung hilft bei Rückenschmerzen. Stecken Sie zwei Tennisbälle in eine Socke. Legen Sie sich so auf die beiden Tennisbälle, dass je ein Ball rechts und links neben der Wirbelsäule platziert ist. Dann üben Sie mithilfe Ihres Körpergewichtes Druck auf das Bindegewebe aus. Nun rollen Sie die Bälle die Wirbelsäule entlang nach oben und unten. Das kann sehr schmerzhaft sein, aber auch sehr erlösend. Rollen solange es guttut.

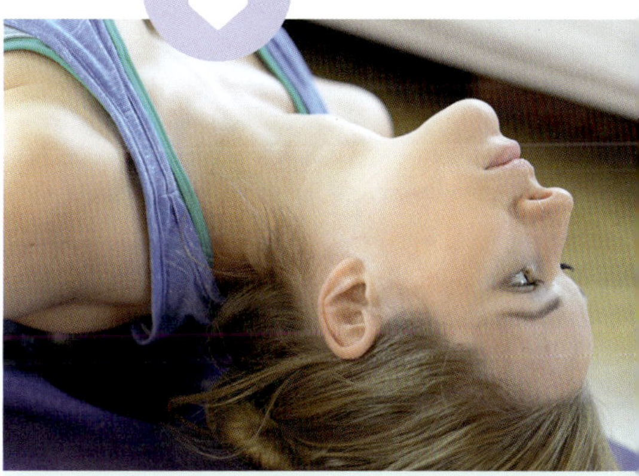

So lecker schmeckt No Carb

Süß oder herzhaft? … Die Smoothies auf den nächsten Seiten sind ein leckerer Start in den Tag, der uns schon morgens mit Vitalstoffen versorgt, damit wir aufwachen, fröhlich sind, Energie haben … Und das Beste daran: Der Fettstoffwechsel bleibt unangetastet. Weil wir den Kohlenhydratschalter nicht umlegen. Dabei wächst natürlich auch die Lust auf die darauffolgenden leckeren No-Carb-Rezepte von Martina Kittler für den ganzen Tag. Guten Appetit!

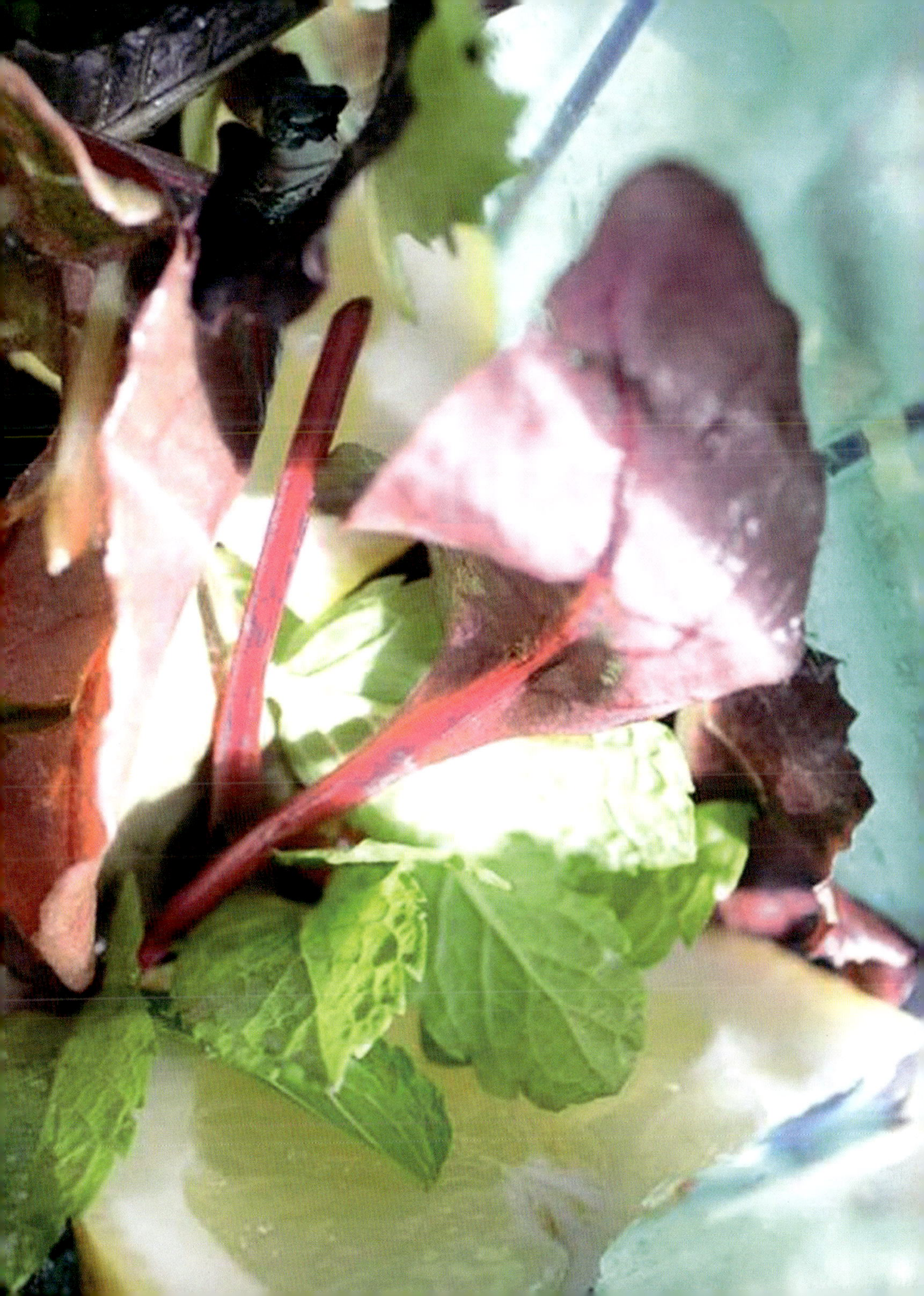

Ein guter Start! Sieben köstliche Smoothies

Es braucht nur wenige Minuten, um das Leben zu verlängern. Mixen Sie sich morgens einen Smoothie – der liefert alles, was der Körper braucht. Und die Seele. Ja, und der Gaumen hat natürlich auch seine Freude daran. Nur Hüftgold darf man nicht erwarten.

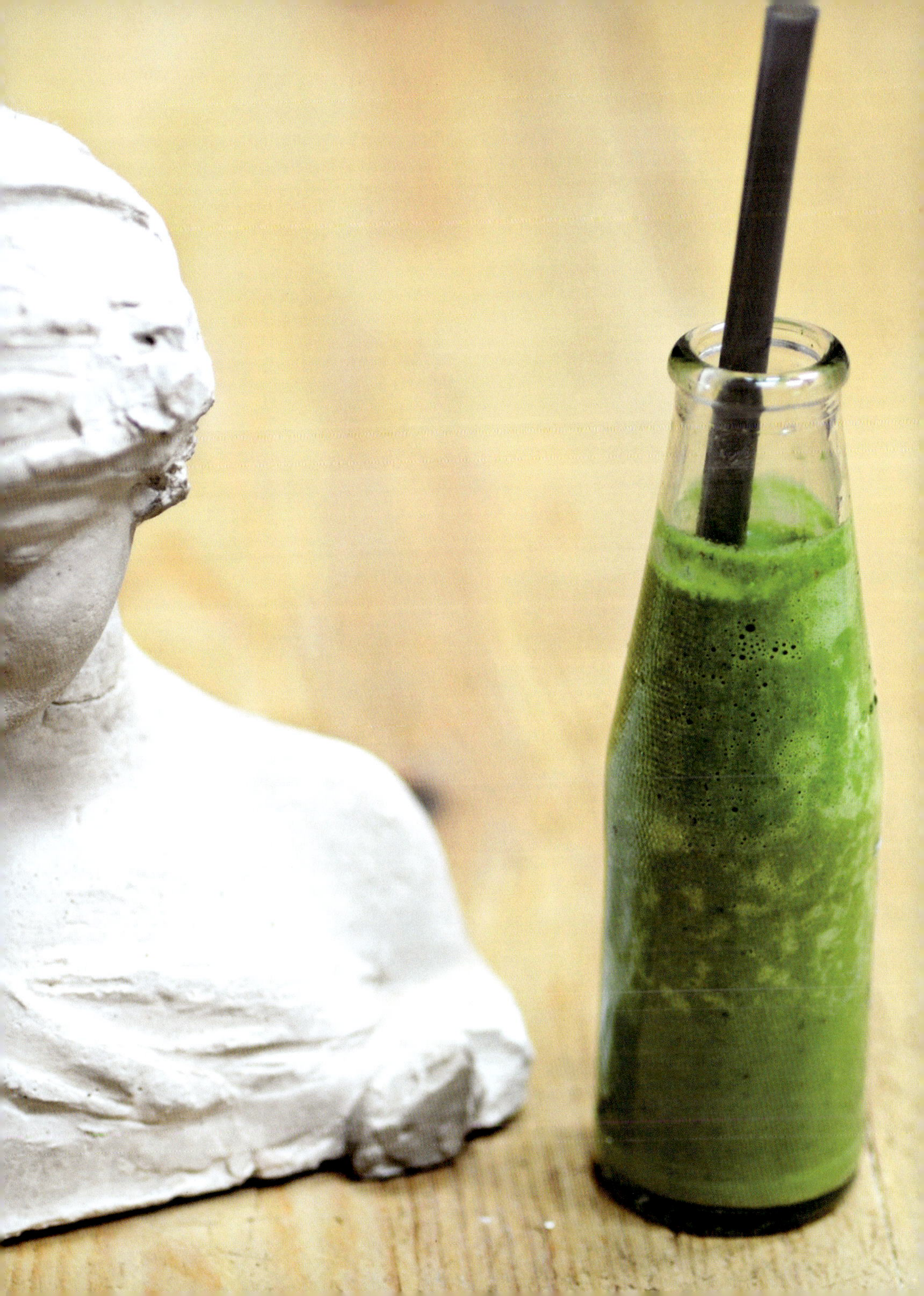

Himbeer-Mascarpone-Smoothie

Für 1 Drink
50 g Himbeeren (frisch oder tiefgekühlt) 75 g Mascarpone | 1/4 TL Vanille, gemahlen | 1 TL Mandelöl | 125 ml kaltes Wasser 2 EL Eiweißpulver | 2 bis 3 Tropfen flüssiges Stevia | 2 Eiswürfel | Zitronenmelisse
circa 20 g EW, 41 g F, 5 g KH

1 Himbeeren abbrausen und trocken tupfen, TK-Beeren antauen lassen.
2 Himbeeren mit Mascarpone, Vanille, Mandelöl und kaltem Wasser in einen Mixer oder eine hohe Rührschüssel geben, erst auf kleiner Stufe, dann auf höchster Stufe fein pürieren. Eiweißpulver und Stevia hinzufügen, nochmals alles etwa 10 Sekunden kräftig mixen.
3 Eiswürfel in ein großes Glas geben, Himbeermischung darübergießen.
4 Himbeeren und 4 Blätter Zitronenmelisse abwechselnd auf ein Holzstäbchen stecken, den Drink damit garnieren.

Avocado-Limetten-Smoothie

Für 1 Drink
1 Biolimette | 1/2 reife Avocado (circa 125 g, ohne Stein) | 4 bis 5 frische Minzblätter | 100 ml Trinkmolke | 2 EL Eiweißpulver | 3 bis 4 Tropfen flüssiges Stevia | 1 TL Arganöl | 5 EL Wasser 2 Eiswürfel | 1 Minzezweiglein
circa 19 g EW, 26 g F, 6 g KH

1 Limette heiß waschen, abtrocknen, 1 TL Schale fein abreiben, Limette auspressen. Das Fruchtfleisch der Avocado aus der Schale heben, grob würfeln und in den Mixer oder eine Rührschüssel geben, sofort mit Limettensaft beträufeln, damit es nicht braun wird. Minzblätter abbrausen, hacken und hinzufügen.
2 Mit kalter Trinkmolke auffüllen und alles erst bei niedriger, dann bei hoher Stufe cremig pürieren. Eiweißpulver, Stevia, Arganöl, etwas Limettenschale und Wasser hinzufügen und nochmals alles kurz und kräftig mixen.
3 Eiswürfel in ein großes Glas geben, Avocado-Smoothie darübergießen und mit einem Minzezweiglein garnieren.

Papaya-Soja-Smoothie

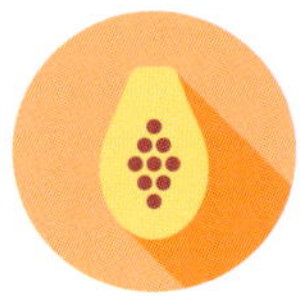

Für 1 Drink
1 Stück reife Papaya (80 g) 2 EL Zitronensaft | 100 ml ungesüßter Sojadrink | 3 TL natives Kokosöl 2 EL Eiweißpulver | 150 ml kaltes Wasser 2 bis 3 Tropfen flüssiges Stevia 2 Eiswürfel | 1 Papayaspalte
circa 19 g EW, 17 g F, 6 g KH

1 Papaya schälen, entkernen und würfeln. In den Mixer oder eine hohe Rührschüssel geben, Zitronensaft und Sojadrink dazugeben, erst bei niedriger, dann bei hoher Stufe circa 15 Sekunden gründlich pürieren. Kokosöl, Eiweißpul-

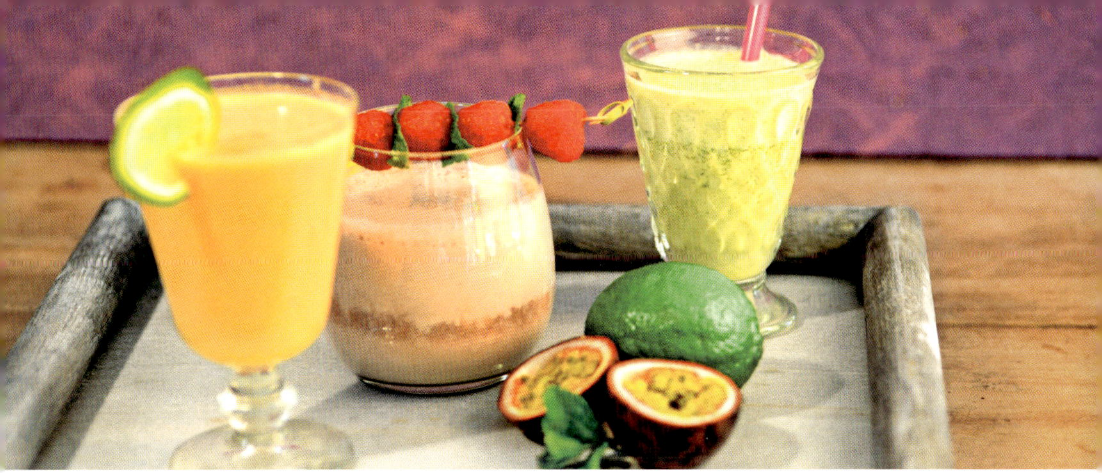

ver, Wasser und Stevia hinzufügen. Alles fein pürieren, in ein großes Glas auf Eiswürfel gießen. Den Drink mit 1 Papayaspalte garnieren.

Erdbeer-Pekannuss-Smoothie

Für 1 Drink

50 g Erdbeeren | 30 g Pekannüsse | 70 ml Mandeldrink | 2 EL Eiweißpulver | 1 Msp. Zimt | 2 bis 3 Tropfen flüssiges Stevia
150 ml kaltes Wasser | 2 Eiswürfel
circa 20 g EW, 24 g F, 6 g KH

1 Erdbeeren abbrausen, von den grünen Blättern befreien und grob zerteilen. Nüsse fein reiben. Zusammen in den Mixer oder eine hohe Rührschüssel geben, Mandeldrink dazugeben und alles sehr fein pürieren.
2 Eiweißpulver, Zimt, Stevia hinzufügen, mit kaltem Wasser aufgießen und alles noch mal kurz und kräftig mixen. 2 Eiswürfel in ein großes Glas geben, den Drink darübergießen.

Portulak-Kefir-Smoothie

Für 1 Drink

100 g Portulak | 100 g Salatgurke
2 TL Apfelessig | 1 TL Senf | 2 TL Olivenöl
100 g Kefir (kalt) | 2 EL Eiweißpulver
Salz | Pfeffer | 100 ml kaltes Wasser
50 g Crushed Ice | 1 bis 2 Portulakblätter
circa 21 g EW, 17 g F, 6 g KH

1 Portulak abbrausen, trocken schütteln und grob hacken. Salatgurke schälen und klein würfeln. Zusammen in den Mixer oder eine hohe Rührschüssel geben, Apfelessig, Senf, Olivenöl und Kefir dazugeben. Alles pürieren, bis eine glatte Masse entstanden ist.
2 Eiweißpulver, Salz, Pfeffer und Wasser dazugeben und nochmals alles kurz und kräftig mixen. Crushed Ice in ein großes Glas geben, den Drink darübergießen. Mit Portulakblättern garnieren.

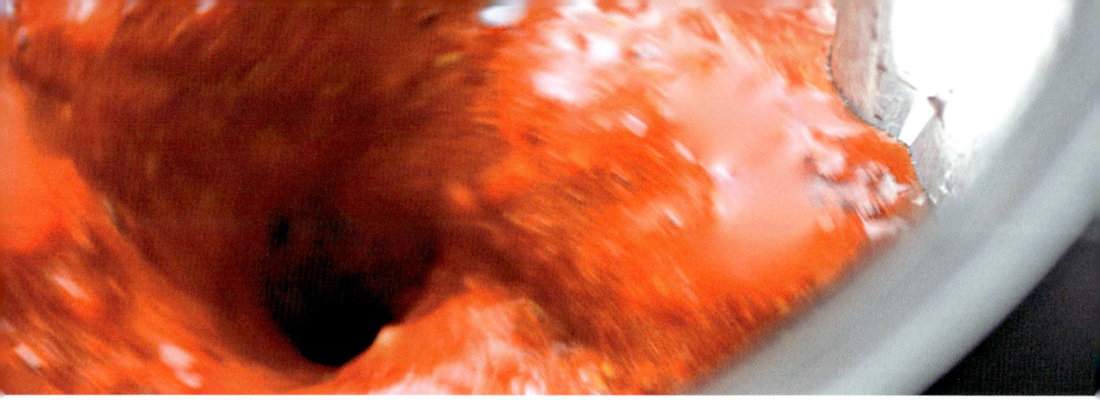

Tomaten-Mozzarella-Smoothie

Für 1 Drink

1 kleine Tomate (circa 50 g) | 50 g rote Spitzpaprika | 20 g Rucola | 50 g Büffelmozzarella | 1 EL Olivenöl | 150 ml kaltes Wasser | 2 EL Eiweißpulver | 2 TL Aceto balsamico | Salz | Pfeffer | 2 Blätter Rucola | 1 Kirschtomate

circa 25 g EW, 21 g F, 4 g KH

1 Tomate waschen, vom Stielansatz befreien und in Stücke schneiden. Spitzpaprika waschen, putzen, entkernen und klein würfeln. Rucola abbrausen, trocken schütteln und grob hacken.

2 Alle drei Zutaten in den Mixer oder eine große Rührschüssel geben. Büffelmozzarella würfeln, mit Olivenöl dazugeben. Mit Wasser aufgießen und das Ganze fein pürieren.

3 Eiweißpulver, Aceto balsamico, Salz und Pfeffer dazugeben und nochmals alles kurz und kräftig mixen.

4 Den Drink in ein großes Glas füllen. 2 Blätter Rucola abwechselnd mit 1 Kirschtomate auf einen kleinen Holzspieß stecken und den Drink damit garnieren.

Radieschen-Smoothie

Für 1 Drink

80 g Radieschen | 1/4 Bund Schnittlauch 1 EL Schmand | 70 ml kalte Buttermilch 150 ml kaltes Wasser | 2 EL Eiweißpulver 1 TL Zitronensaft | 2 TL Leinöl | Salz Pfeffer | 1 TL Schnittlauchröllchen 1 Radieschenscheibe

circa 21 g EW, 23 g F, 6 g KH

1 Radieschen waschen, putzen und klein schneiden. Schnittlauch abbrausen und in feine Röllchen schneiden. Beides mit Schmand, Buttermilch und Wasser in den Mixer oder eine hohe Rührschüssel geben und fein pürieren.

2 Die restlichen Zutaten hinzufügen und nochmals alles kurz und kräftig mixen.

3 Den Drink in ein großes Glas gießen und mit den Schnittlauchröllchen bestreuen. Radieschenscheibe einschneiden und an den Glasrand stecken.

… SO LÄUFT'S BEIM MIXEN WIE GESCHMIERT …

- Zuerst die weichen und flüssigen Zutaten in den Mixbehälter füllen, dann die stückigen oder härteren Zutaten nach und nach hinzugeben.

- Größere Stücke klein schneiden, so entsteht beim Mixen schnell ein Strudel, der alle Zutaten erfasst.

- Den Mixbehälter immer mit dem passenden Deckel verschließen, damit die Zutaten nicht herausspritzen können.

- Falls der Mixer blockiert oder droht heißzulaufen: Gerät ausschalten und den Inhalt vorsichtig mit einem Kunststoffspatel umrühren. Eventuell noch etwas Flüssigkeit zugießen.

- Den Mixer so lange laufen lassen, bis alle Zutaten fein püriert sind. Wichtig: Erst bei niedriger Drehzahl mixen, dann rasch auf höchste Stufe schalten, damit der Smoothie schnell und schonend gemixt wird.

- Das Gerät ist leistungsschwach oder die Füllung schwer zu zerkleinern? Dann nicht nonstop laufen lassen – besser zwischendurch immer wieder ausschalten, damit der Mixer abkühlen kann und nicht überhitzt.

- Was tun, wenn nicht alle Mandeln, Nüsse und Kerne feincremig zerkleinert wurden? Am besten esslöffelweise Öl zufügen oder die Masse mit einem Spatel durchrühren und nochmals durchmixen.

- Damit der Mixer beim Zerkleinern von gefrorenen Fruchtstücken oder großen Eiswürfeln nicht blockiert, die Früchte vorher einige Minuten antauen lassen oder etwas Flüssigkeit zugießen. Vor allem bei einem weniger leistungsstarken Mixer: Die Eiswürfel vorher unbedingt zerkleinern. Dazu in ein Tuch einwickeln und mit einer Teigrolle zerschlagen oder durch die Eismühle (Ice Crusher) drehen.

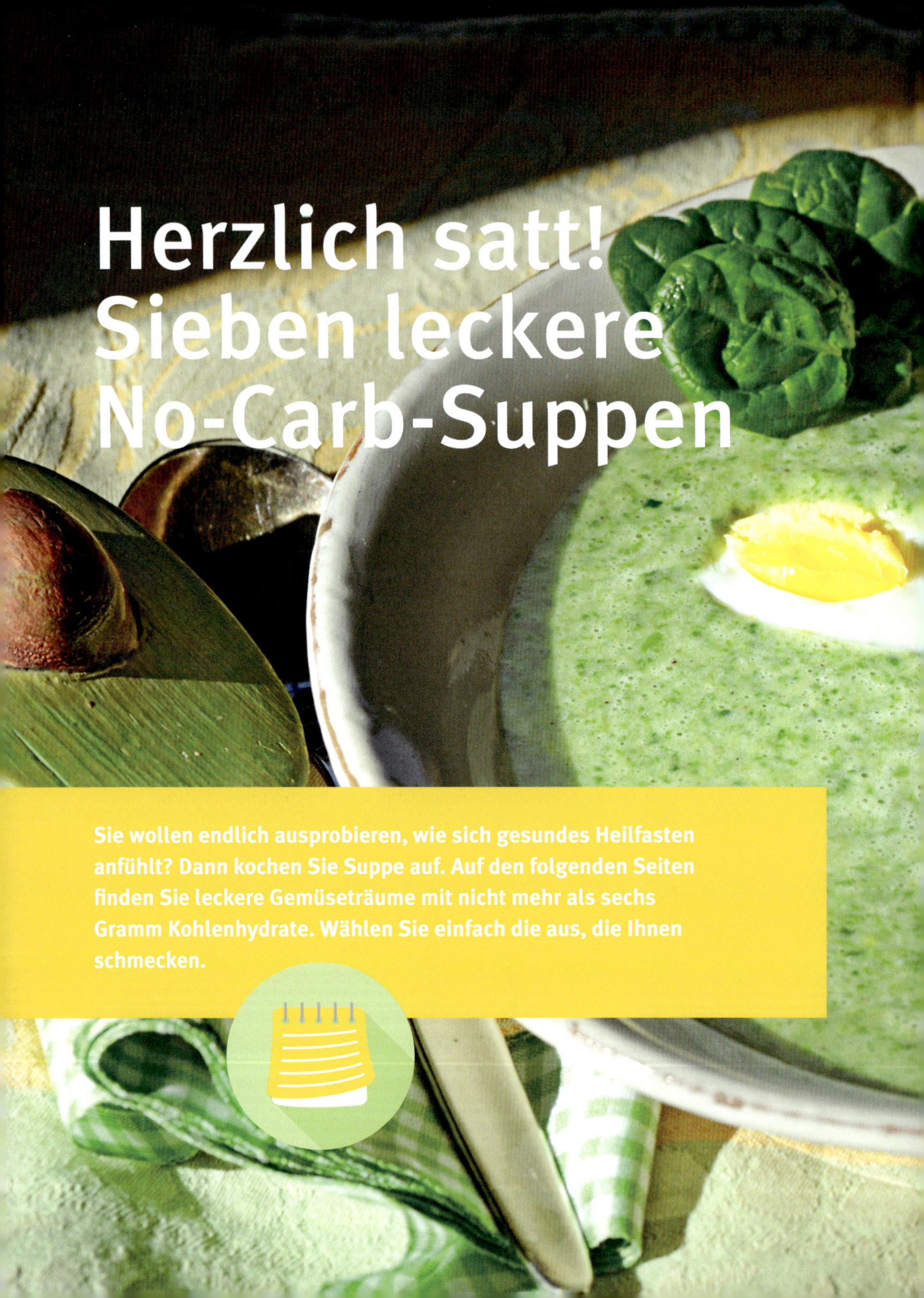

Herzlich satt! Sieben leckere No-Carb-Suppen

Sie wollen endlich ausprobieren, wie sich gesundes Heilfasten anfühlt? Dann kochen Sie Suppe auf. Auf den folgenden Seiten finden Sie leckere Gemüseträume mit nicht mehr als sechs Gramm Kohlenhydrate. Wählen Sie einfach die aus, die Ihnen schmecken.

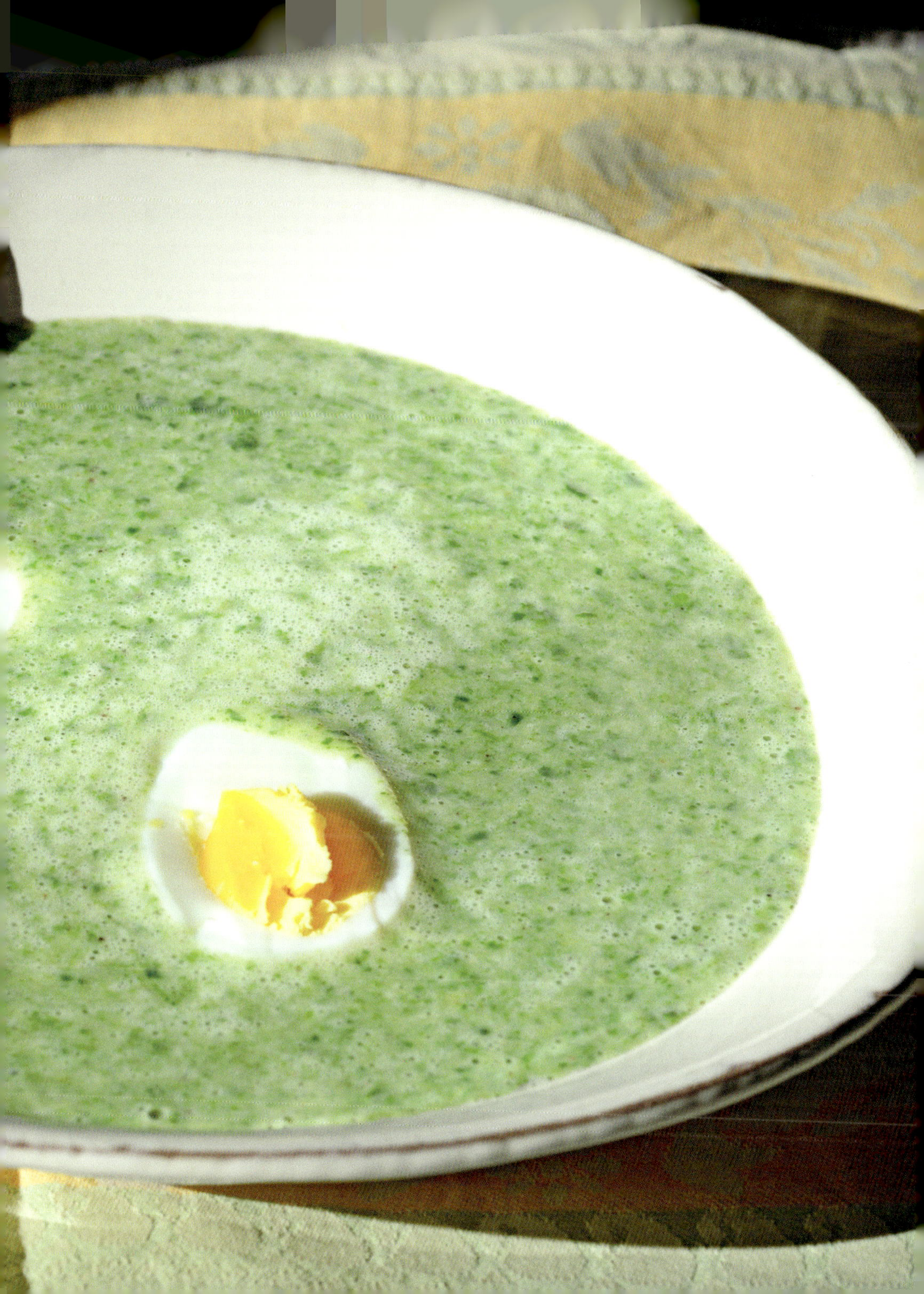

Selleriecremesuppe mit Petersilien-Nuss-Topping

Für 1 Person

150 g Knollensellerie | 1 Schalotte 1 EL Butter | Salz | Pfeffer | 1/2 TL getrockneter Majoran | Cayennepfeffer | 250 ml Gemüsebrühe | 2 bis 3 Walnusskerne (10 g) |2 Stiele Petersilie | 50 g Crème fraîche | 1 bis 2 TL Zitronensaft

circa 5 g EW, 39 g F, 6 g KH

1 Den Sellerie putzen, schälen und würfeln. Schalotte abziehen und fein hacken. Beides in 1/2 EL zerlassener Butter bei mittlerer Hitze 2 bis 3 Minuten andünsten. Mit Salz, Pfeffer, Majoran und Cayennepfeffer würzen. Brühe angießen, aufkochen und zugedeckt bei mittlerer Hitze circa 20 Minuten garen, bis der Sellerie weich ist.

2 Inzwischen für das Topping die Nüsse grob hacken. Petersilie abbrausen, trocken schütteln, abzupfen und fein hacken. Übrige Butter erhitzen, Nüsse und Petersilie darin circa 2 Minuten dünsten. Salzen und pfeffern.

3 Die Suppe vom Herd nehmen, Crème fraîche unterrühren und mit dem Schneidstab fein pürieren. Mit Salz, Cayennepfeffer und Zitronensaft abschmecken. Die Suppe auf einem tiefen Teller anrichten. Mit dem Petersilien-Nuss-Topping garnieren.

Lauch-Spinat-Suppe mit Ei

Für 1 Person

100 g Lauch | 50 g Staudensellerie 1 EL Butter | Salz | Pfeffer | 250 ml Gemüsebrühe | 50 g Doppelrahmfrischkäse | 1 Ei (Größe M) | 50 g Babyspinat | frisch geriebene Muskatnuss

circa 17 g EW, 64 g F, 6 g KH

1 Den Lauch putzen, gründlich waschen, das Weiße und Hellgrüne in feine Ringe schneiden. Sellerie waschen, putzen und klein würfeln.

2 Butter in einem Topf zerlassen, Lauch und Sellerie darin bei mittlerer Hitze 2 bis 3 Minuten andünsten, mit Salz und Pfeffer würzen. Mit der Brühe aufgießen, Frischkäse einrühren. Aufkochen und zugedeckt bei mittlerer Hitze circa 15 Minuten garen.

3 Inzwischen das Ei in kochendem Wasser in 6 bis 7 Minuten wachsweich kochen.

4 Spinat verlesen, waschen und trocken schütteln. Einige Blätter zum Garnieren abnehmen, den Rest in die Suppe geben, erneut kurz aufkochen, dann sehr fein pürieren. Mit Salz, Pfeffer und Muskat würzen. Das Ei abschrecken, pellen und längs halbieren. Die Suppe auf einem tiefen Teller mit den Eihälften anrichten, leicht salzen und pfeffern. Mit dem übrigen Spinat bestreut servieren.

Käsesuppe mit Spitzkohl und Pfifferlingen

Für 1 Person

100 g Spitzkohl | 100 g Pfifferlinge
50 g Gruyèrekäse | 1 Knoblauchzehe
1 1/2 EL Olivenöl | 250 ml Gemüsebrühe
2 TL frisch gehackter Thymian | Salz
Pfeffer | 5 EL Sahne

circa 18 g EW, 48 g F, 6 g KH

1 Den Spitzkohl waschen, putzen und in feine Streifen schneiden. Pfifferlinge putzen, abreiben und grob zerteilen. Den Käse entrinden und fein reiben.
2 Knoblauch abziehen, fein würfeln und in 1/2 EL heißem Öl in einem Topf kurz andünsten. Mit der Brühe aufgießen, aufkochen und zugedeckt bei milder Hitze circa 5 Minuten garen. Den Käse unter Rühren in der Suppe schmelzen.
3 Inzwischen das übrige Öl in einer Pfanne erhitzen, Spitzkohl, Pfifferlinge und Thymian darin bei mittlerer Hitze circa 3 Minuten unter Wenden braten. Mit Salz und Pfeffer würzen.
4 Die Sahne zur Suppe geben, mit dem Schneidstab schaumig aufmixen, salzen und pfeffern und mit dem Pfifferlingmix anrichten.

Tipp: Außerhalb der Saison können Sie die Pfifferlinge durch klein geschnittene Kräuterseitlinge, Egerlinge oder Champignons ersetzen.

Curry-Kokossuppe Frutti di Mare

Für 1 Person

100 g Meeresfrüchte-Mix (frisch oder tiefgekühlt) | 100 g kleine Champignons | 50 g Kirschtomaten | 1 dünne Frühlingszwiebel | 250 ml Hühnerbrühe
50 ml cremige Kokosmilch (Dose)
1 EL natives Kokosöl | 1 TL gelbe Currypaste | Salz | Pfeffer | 2 TL Limettensaft
1 Stiel Koriandergrün

circa 20 g EW, 31 g F, 6 g KH

1 Die Meeresfrüchte auf einem Sieb abbrausen und abtropfen lassen, tiefgekühlte Meeresfrüchte antauen lassen.
2 Die Pilze putzen und halbieren. Tomaten waschen und ebenfalls halbieren. Frühlingszwiebel abbrausen, putzen, weiße und hellgrüne Teile in feine Ringe schneiden.
3 Die Brühe mit Kokosmilch, Kokosöl und Currypaste in einem Topf verrühren, aufkochen und bei mittlerer Hitze offen circa 5 Minuten köcheln lassen. Dann Tomaten, Pilze und Meeresfrüchte hinzufügen, zugedeckt bei milder Hitze 4 bis 5 Minuten köcheln lassen.
4 Frühlingszwiebeln in die Suppe geben, kurz ziehen lassen. Mit Salz, Pfeffer und Limettensaft abschmecken. In eine Suppenschale geben, mit Korianderblättern bestreut servieren.

Pikante Erdnusssuppe mit Putenspieß

Für 1 Person

1 dünnes Putenschnitzel (circa 150 g)
Salz | Cayennepfeffer | 30 g ungesalzene Erdnusskerne | 1 kleine Knoblauchzehe
1 EL natives Kokosöl | 200 ml Gemüsebrühe | 5 EL Sahne | 1 dünne Frühlingszwiebel | Pfeffer | 1 bis 2 TL Limettensaft
1 bis 2 TL Sojasauce | 2 bis 3 Holzspieße
circa 46 g EW, 52 g F, 6 g KH

1 Das Putenschnitzel waschen, trocken tupfen, quer halbieren und längs in circa 2 cm breite Streifen schneiden. Die Fleischstreifen wellenartig auf 2 bis 3 Holzspieße stecken, leicht mit Salz und Cayennepfeffer würzen.
2 Die Erdnüsse fein hacken. Knoblauch abziehen, fein würfeln und in 1/2 EL Kokosöl in einem Topf circa 2 Minuten andünsten. Erdnüsse dazugeben und kurz anrösten. Brühe und Sahne dazugießen, aufkochen und offen bei mittlerer Hitze circa 10 Minunten kochen lassen, ab und zu umrühren.
3 Inzwischen in einer Pfanne das übrige Kokosöl erhitzen, die Putenspieße bei mittlerer Hitze auf jeder Seite circa 3 Minuten braten.
4 Die Frühlingszwiebel waschen, putzen, weiße und hellgrüne Teile in feine Ringe schneiden. Die Suppe mit dem Schneidstab glatt pürieren, mit Pfeffer, Limettensaft und Sojasauce abschmecken.
5 Auf einem vorgewärmten tiefen Teller anrichten, Frühlingszwiebeln darüberstreuen. Mit den Putenspießen servieren.

Asiatische Kohlrabisuppe mit Hackbällchen

Für 1 Person

120 g Kohlrabi | 100 g Chinakohl
1 kleine Knoblauchzehe | 1/2 kleine rote Chilischote | 1 EL natives Kokosöl
1 TL dunkles Sesamöl | 450 ml Gemüsebrühe | 1 bis 2 EL Sojasauce | 100 g Rinderhackfleisch | 1 TL fein geriebener Ingwer
1 Eigelb | 1/2 TL pflanzliches Bindemittel (Johannisbrotkernmehl) | Salz | Pfeffer
circa 29 g EW, 46 g F, 6 g KH

1 Kohlrabi schälen und in kleine Würfel schneiden. Chinakohl waschen, putzen und in 1 bis 2 cm große Rauten schneiden. Knoblauch abziehen, Chilischote putzen und entkernen, beides klein würfeln.
2 1/2 EL Kokosöl und das Sesamöl in einem Topf erhitzen, Knoblauch und Chili darin bei mittlerer Hitze circa 4 Minuten andünsten. Kohlrabi dazugeben und kurz mitdünsten. Brühe und 1 EL Sojasauce angießen, aufkochen und zugedeckt bei mittlerer Hitze circa 5 Minuten kochen. Chinakohl dazugeben und weitere 5 Minuten garen.
3 Inzwischen das Hackfleisch mit Ingwer, Eigelb und Bindemittel gut verkneten, mit Salz und Pfeffer kräftig

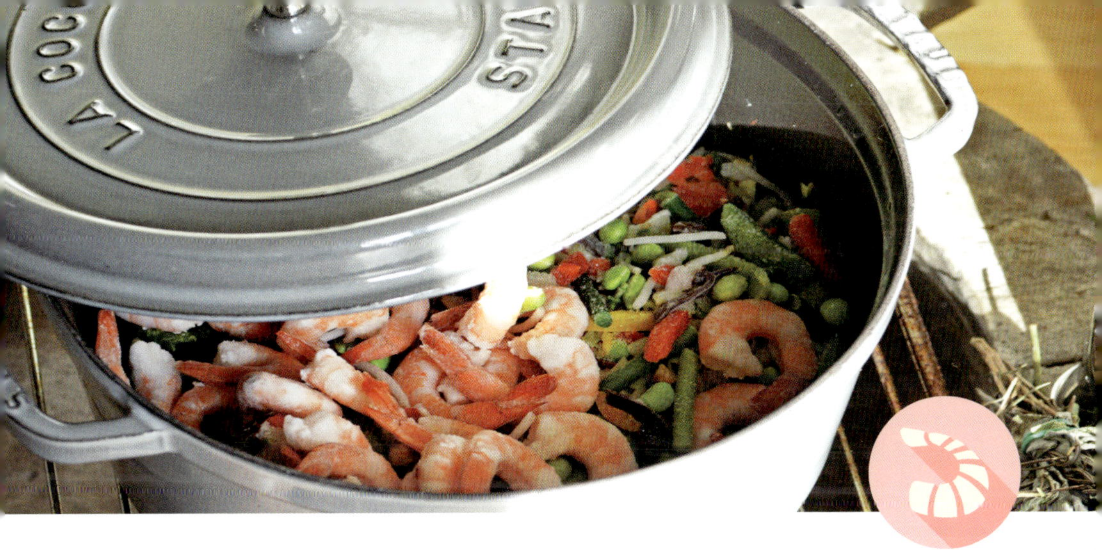

würzen. Mit nassen Händen aus der Masse Klößchen formen. Das übrige Kokosöl in einer Pfanne erhitzen, die Klößchen darin von allen Seiten 2 bis 4 Minuten braun anbraten.

4 Die Suppe mit Sojasauce und Pfeffer abschmecken und mit den Hackbällchen anrichten.

Bohnensuppe mit Speck und Garnelen

Für 1 Person
50 g grüne Bohnen | 1 kleine Strauchtomate | 1 Schalotte | 1 Knoblauchzehe
30 g geräucherter Bauchspeck
1 EL Olivenöl | 250 ml Gemüsebrühe
Salz | Pfeffer | 1 TL getrocknete italienische Kräuter | 100 g rohe geschälte Garnelen
3 bis 4 Basilikumblätter
circa 23 g EW, 29 g F, 5 g KH

1 Die Bohnen waschen, putzen und quer halbieren oder dritteln. Die Tomate waschen, halbieren und würfeln. Schalotte und Knoblauch abziehen und fein würfeln.

2 Den Speck in kleine Würfel schneiden und in einem Topf im heißen Öl bei mittlerer Hitze knusprig ausbraten. Speckwürfel herausnehmen und auf Küchenpapier abtropfen lassen. Schalotte im heißen Speckfett glasig dünsten. Knoblauch hinzufügen und kurz mitdünsten. Mit der Brühe aufgießen, aufkochen lassen. Die Bohnen, Salz, Pfeffer und getrocknete Kräuter dazugeben und bei mittlerer Hitze circa 10 Minuten garen.

3 Inzwischen die Garnelen abbrausen, trocken tupfen und mit den Tomatenwürfeln in die Suppe geben, bei mittlerer Hitze circa 5 Minuten mitgaren.

4 Die Suppe abschmecken, auf einem tiefen Teller anrichten. Mit den Speckwürfeln und grob zerzupften Baslikumblättern bestreut servieren.

Blitz-Küche! Zwölfmal No Carb für Eilige

Das wunderbarste an der Keto-Küche ist: Alles geht unglaublich schnell. Und schmeckt trotzdem herrlich. Die folgenden Ideen passen gut in die zweite Stufe: Statt Suppe oder Drink gibt's auch mal Eier aus dem Glas, gefüllte Feta-Tomaten, Geflügelsalat, Thunfisch-Teller, Antipasti …

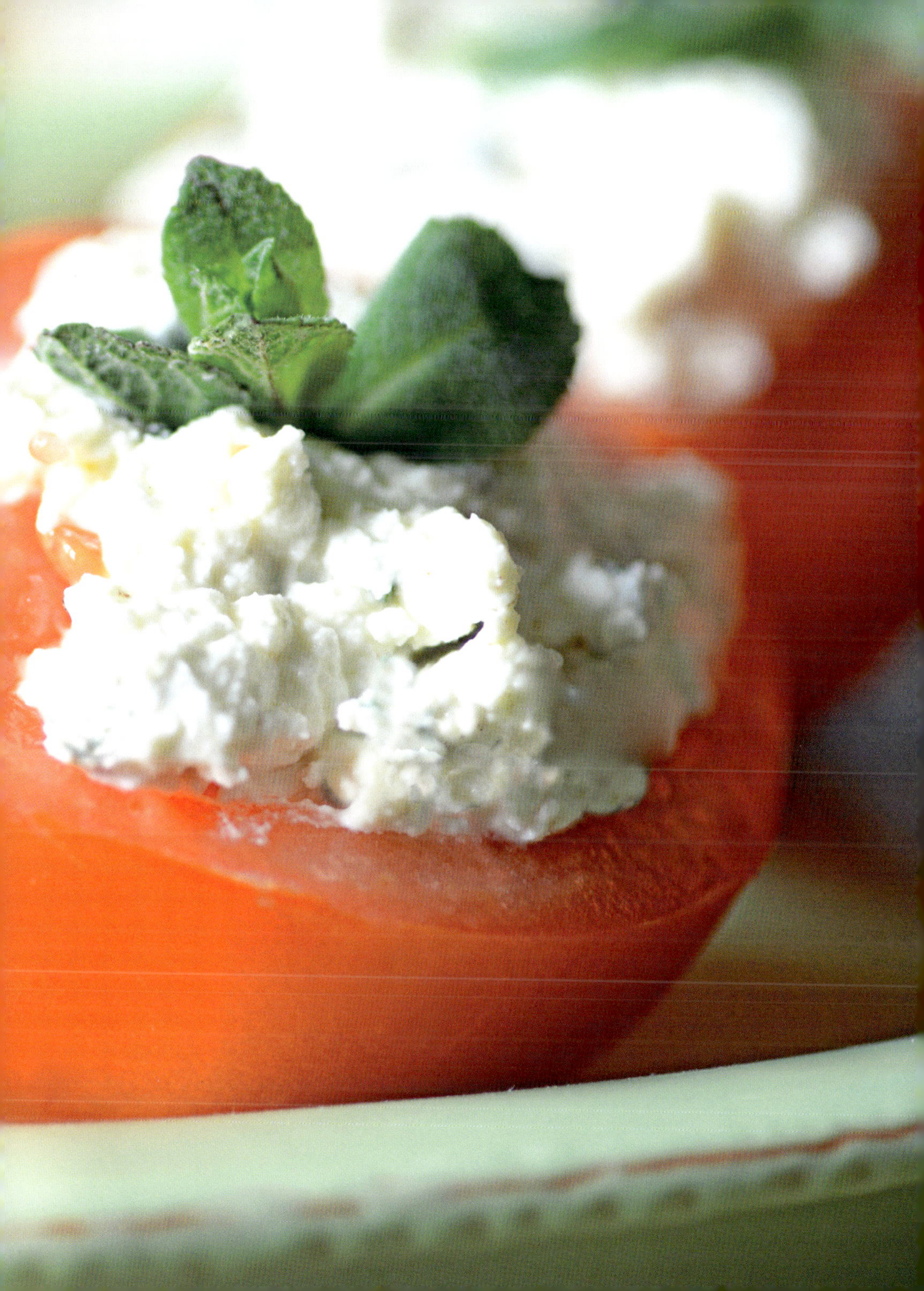

Wachsweiche Eier im Glas

Für 1 Person

50 g Minigurke | 1 Tomate | Salz | Pfeffer
2 Spritzer Tabasco | 2 Eier (Größe M)
1 Stiel Dill | 2 TL geschrotete Leinsamen
2 TL Olivenöl | evtl. Kaviar
circa 23 g EW, 22 g F, 4 g KH

1 Gurke und Tomate waschen, putzen und fein würfeln. Mischen und mit Salz, Pfeffer und Tabasco würzen.
2 Eier anstechen und in kochendem Wasser in 5 bis 6 Minuten wachsweich kochen.
3 Dill abbrausen, Spitzen abzupfen, hacken. Mit Leinsamen und Olivenöl unter den Gurkenmix heben, in ein Becherglas geben.
4 Eier abschrecken, pellen, auf die Mischung setzen und einschneiden, sodass das Eigelb sichtbar wird. Leicht salzen und pfeffern, mit Dill garnieren – oder mit Kaviar.

Gefüllte Feta-Tomaten

Für 1 Person

2 Tomaten (à circa 80 g) | 50 g Feta
50 g Speisequark (20 % Fett) | 1 TL Dill
Salz | Pfeffer | 1 TL Schwarzkümmel-samen | 2 Dillzweiglein
circa 17 g EW, 11 g F, 4 g KH

1 Tomaten waschen, vom Stielansatz befreien und waagerecht halbieren. Mit einem Teelöffel aushöhlen.
2 Feta mit einer Gabel zerdrücken, mit Quark und fein gehacktem Dill vermischen, salzen, pfeffern. Schwarzkümmelsamen in einer Pfanne anrösten, noch warm unter den Feta-Quark geben.
3 Kuppelartig in die Tomatenhälften füllen und mit Dillzweiglein garnieren.

Spargel mit Shiitake

Für 1 Person

250 g grüner Spargel | 50 g Shiitake-Pilze | 1 EL Öl | 3 EL Gemüsebrühe
1 EL Zitronensaft | 1 EL Sojasauce | Pfeffer
circa 7 g EW, 14 g F, 12 g KH

1 Spargel waschen, putzen und schräg in Stücke schneiden. Pilze abreiben, Stiele entfernen und die Kappen in Streifen schneiden.
2 Das Öl erhitzen, Spargel und Pilze darin 3 Minuten braten. Brühe angießen, 5 Minuten dünsten. Mit Zitronensaft, Sojasauce und Pfeffer würzen.

Obatzter mit Gemüsesticks

Für 1 Person

100 g reifer Camembert | 1 EL weiche Butter | 1 EL Doppelrahmfrischkäse
1 bis 2 EL Sahne | Salz | Pfeffer
1/4 TL rosenscharfes Paprikapulver
1 Msp. gemahlener Kümmel | 100 g Staudensellerie | 50 g Radieschen
circa 22 g EW, 39 g F, 4 g KH

1 Camembert mit Butter und Frischkäse gut vermischen. Sahne dazugeben und alles zu einer cremigen Masse verrühren.
2 Mit Salz, Pfeffer, Paprikapulver und Kümmel abschmecken. Staudensellerie waschen, putzen und in fingerlange Streifen schneiden. Radieschen putzen, den grünen Stiel nicht entfernen. Das Gemüse mit dem Obatzten servieren.

Makrelenmousse auf Chicoréeschiffchen

Für 1 Person
80 g geräuchertes Makrelenfilet (ohne Haut) | 50 g saure Sahne | 1/4 TL Cayennepfeffer | Salz | 1 TL Zitronensaft | 1/2 TL pflanzliches Bindemittel (etwa Johannisbrotkernmehl) | 1 Chicorée (circa 100 g)
2 TL Schnittlauchröllchen
circa 19 g EW, 18 g F, 4 g KH

1 Makrelenfilet klein schneiden.
Mit saurer Sahne, Cayennepfeffer, Salz und Zitronensaft in den Blitzhacker geben und fein pürieren. Pflanzliches Bindemittel untermischen. Die Masse circa 10 Minuten kalt stellen.
2 Inzwischen Chicorée in Blätter zerlegen, auf einem Teller anrichten. Von der Mousse mit einem feuchten Teelöffel Nocken abstechen und auf die Chicoréeblätter setzen. Mit Schnittlauchröllchen bestreuen.

Pikanter Thunfisch-Ei-Teller

Für 1 Person
1 hartgekochtes Ei (Größe M) | 1 Minigurke | 1 kleine rote Zwiebel | 3 Blätter Kopfsalat | 1 Dose Thunfisch in Öl (75 g)
1 1/2 EL Weißweinessig | Salz | Pfeffer
1 EL Olivenöl | 1 TL Kapern
circa 32 g EW, 37 F, 5 g KH

1 Ei pellen und in Scheiben schneiden. Gurke waschen, trocknen, in dünne Scheiben schneiden. Zwiebel schälen, in Ringe schneiden.
2 Kopfsalat abbrausen, mundgerecht zerzupfen. Thunfisch abtropfen lassen, 1 EL Thunfischöl mit Weißweinessig, Salz, Pfeffer und Olivenöl verrühren.
3 Kapern fein hacken und untermischen. Salat, Eier- und Gurkenscheiben auf einem Teller anrichten, Zwiebelringe und zerpflückten Thunfisch darauf verteilen. Mit der Sauce beträufeln.

Rührei mit Pecorino

Für 1 Person
2 Eier | 2 EL Milch | Salz | Pfeffer
2 TL Olivenöl | 20 g Pecorino
2 Frühlingszwiebeln
circa 26 g EW, 29 g F, 1 g KH

1 Eier, Milch, Salz und Pfeffer verquirlen, in Olivenöl zum Rührei stocken lassen.
2 Pecorino darüberhobeln. Frühlingszwiebeln hacken und darüberstreuen.

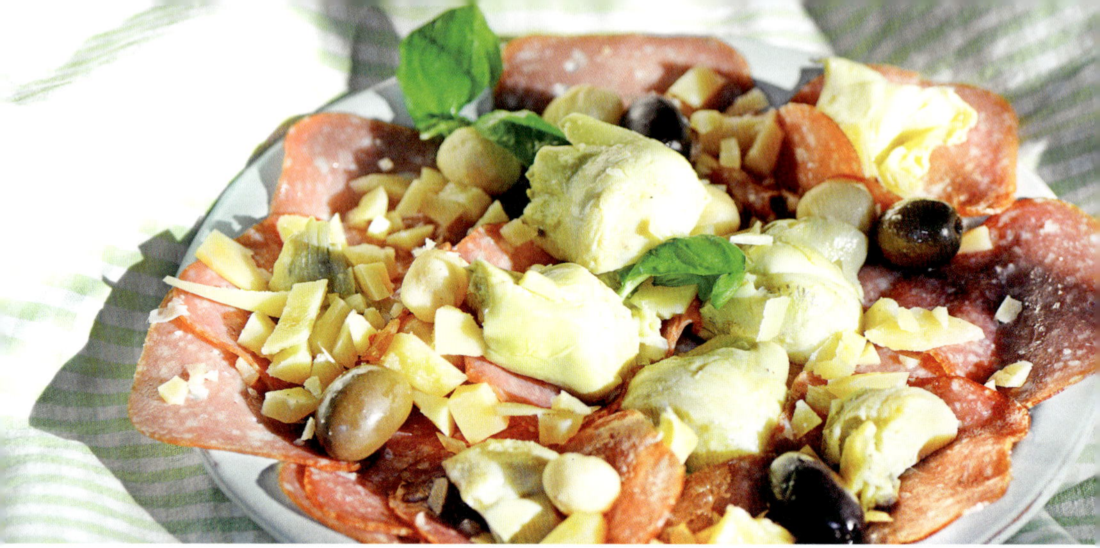

Spargel-Mozzarella-Carpaccio

Für 1 Person

200 g grüner Spargel | 60 g Mozzarella 1 Stiel Basilikum | 2 EL weißer Aceto balsamico | Salz | Pfeffer | 1 EL Olivenöl 1/4 TL Chiliöl | 2 Scheiben Serranoschinken (circa 50 g)

circa 24 g EW, 50 g F, 5 g KH

1 Spargel waschen, putzen, im unteren Drittel schälen und schräg in hauchdünne Scheiben schneiden.

2 Mozzarella abtropfen lassen, halbieren und in dünne Scheiben schneiden. Die Basilikumblätter abzupfen und abbrausen. Spargel-, Mozzarellascheiben und Basilikum auf einem Teller anrichten.

3 Aceto balsamico, Salz, Pfeffer, Olivenöl und Chiliöl verrühren, über das Carpaccio träufeln. Serranoschinken in mundgerechte Stücke zupfen und obendrauf streuen.

Antipasti all'italiana

Für 1 Person

30 g Bistro-Salami | 3 grüne und schwarze Oliven | 30 g Parmesan 2 Artischockenherzen in Öl (à circa 30 g, aus dem Glas oder der Dose) 25 g geröstete, gesalzene Macadamianüsse | 1 bis 2 TL Aceto balsamico 3 Basilikumblätter

circa 20 g EW, 44 g F, 4 g KH

1 Salami in dünne Scheiben schneiden. Die Oliven gut abtropfen lassen. Den Parmesan in grobe Stücke hacken. Die Artischockenherzen abtropfen lassen und dann in Viertel schneiden.

2 Alle vorbereiteten Zutaten zusammen mit den Macadamianüssen auf einem kleinen Teller dekorativ anrichten. Mit Aceto balsamico beträufeln, mit Basilikumblättern garnieren und sofort servieren.

Bunter Eiersalat

Für 1 Person

2 hartgekochte Eier | 4 Radieschen
1 rote Spitzpaprika | 1 Frühlingszwiebel
1 EL Essig | Salz | Pfeffer | 1/2 TL Senf
1 EL Rapsöl | etwas Kresse
circa 19 g EW, 23 g F, 12 g KH

1 Eier achteln, Radieschen in Scheiben, rote Spitzpaprika in kleine Würfel, Frühlingszwiebel in Scheiben schneiden. Alles mischen, mit einer Vinaigrette aus Essig, Salz, Pfeffer, Senf und Rapsöl anmachen. Mit Kresse garnieren.

Geflügelsalat mit Fenchel

Für 1 Person

1 gegrillter Hähnchenschenkel (circa 250 g) | 100 g Fenchel | 1 EL Mascarpone
1/2 TL scharfer Senf | Salz | Pfeffer
2 TL Weißweinessig | 1 EL Walnussöl
20 g Paranusskerne | 3 Stiele Petersilie
circa 35 g EW, 52 g F, 4 g KH

1 Das Hähnchenfleisch samt Haut vom Knochen ablösen und klein schneiden. Fenchel waschen, putzen und in sehr feine Streifen schneiden.
2 Für das Dressing Mascarpone, scharfen Senf, Salz, Pfeffer, Weißweinessig und Walnussol verrühren.
3 Paranusskerne hacken. Petersilie waschen, trocken schütteln, Blätter abzupfen und hacken.
4 Hähnchenfleisch, Fenchel, Nüsse und Petersilie unter das Dressing mischen, nochmals abschmecken und mit etwas Petersilie garniert servieren.

Räucherlachs-Frischkäse-Sushi auf Spinat

Für 1 Person

80 g Doppelrahmfrischkäse | 1 EL Sahne
1 TL Wasabi (Tube) | Salz | Pfeffer
2 Spritzer Zitronensaft | 100 g Räucherlachs | 125 g Babyspinat | 1 EL Aceto balsamico | 2 EL Wasser | 1 EL Olivenöl | Bambusmatte und Frischhaltefolie
circa 40 g EW, 61 g F, 4 g KH

1 Doppelrahmfrischkäse mit Sahne und Wasabi glatt rühren, mit Salz, Pfeffer und Zitronensaft würzen.
2 Eine Bambusmatte auf Frischhaltefolie auslegen. Räucherlachs in dünnen Scheiben leicht überlappend darauflegen. Mit dem Frischkäse bestreichen, fest aufrollen und in circa 3 cm breite Stücke schneiden.
3 Babyspinat waschen, trocken schleudern und verlesen, auf einem Teller verteilen. Aceto balsamico, Wasser, Salz, Pfeffer und Olivenöl verrühren, über den Spinat träufeln.
Die Räucherlachsröllchen darauf anrichten.

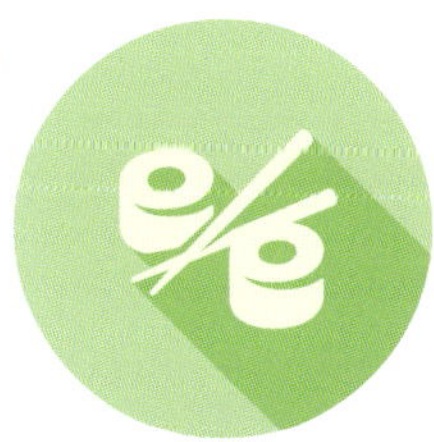

Einfach lecker! Unsere 30-Carbs-Rezepte

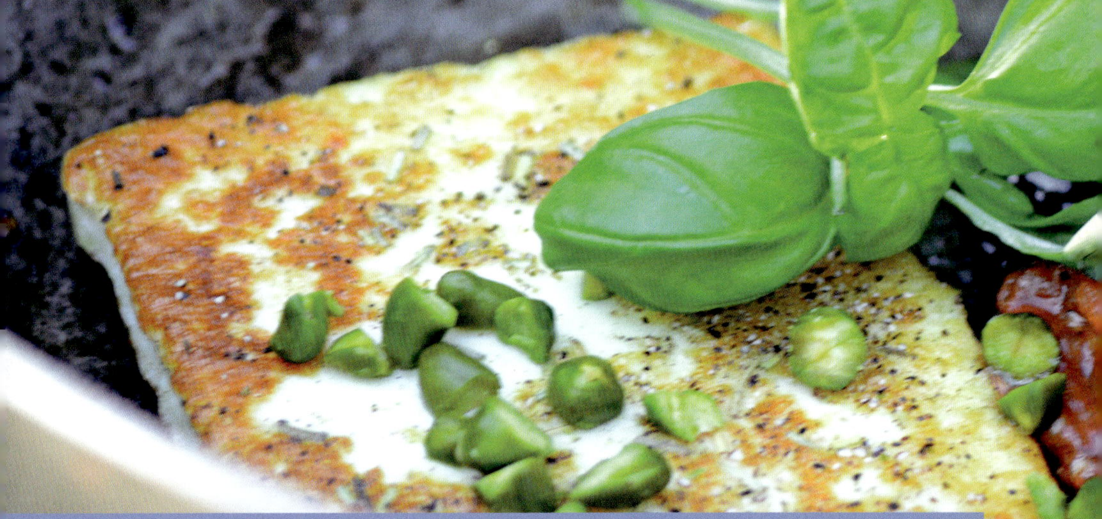

Wenn Sie in der Ketose sind, können Sie ruhig auch mal 30 Gramm Kohlenhydrate essen. Einmal am Tag! Das ist nach einer oder zwei Wochen der Fall. Dafür sind diese Rezepte dann goldrichtig: Halloumi, gratinierte Kräuterseitlinge, Garnelen-Wok, Rahmgeschnetzeltes ...

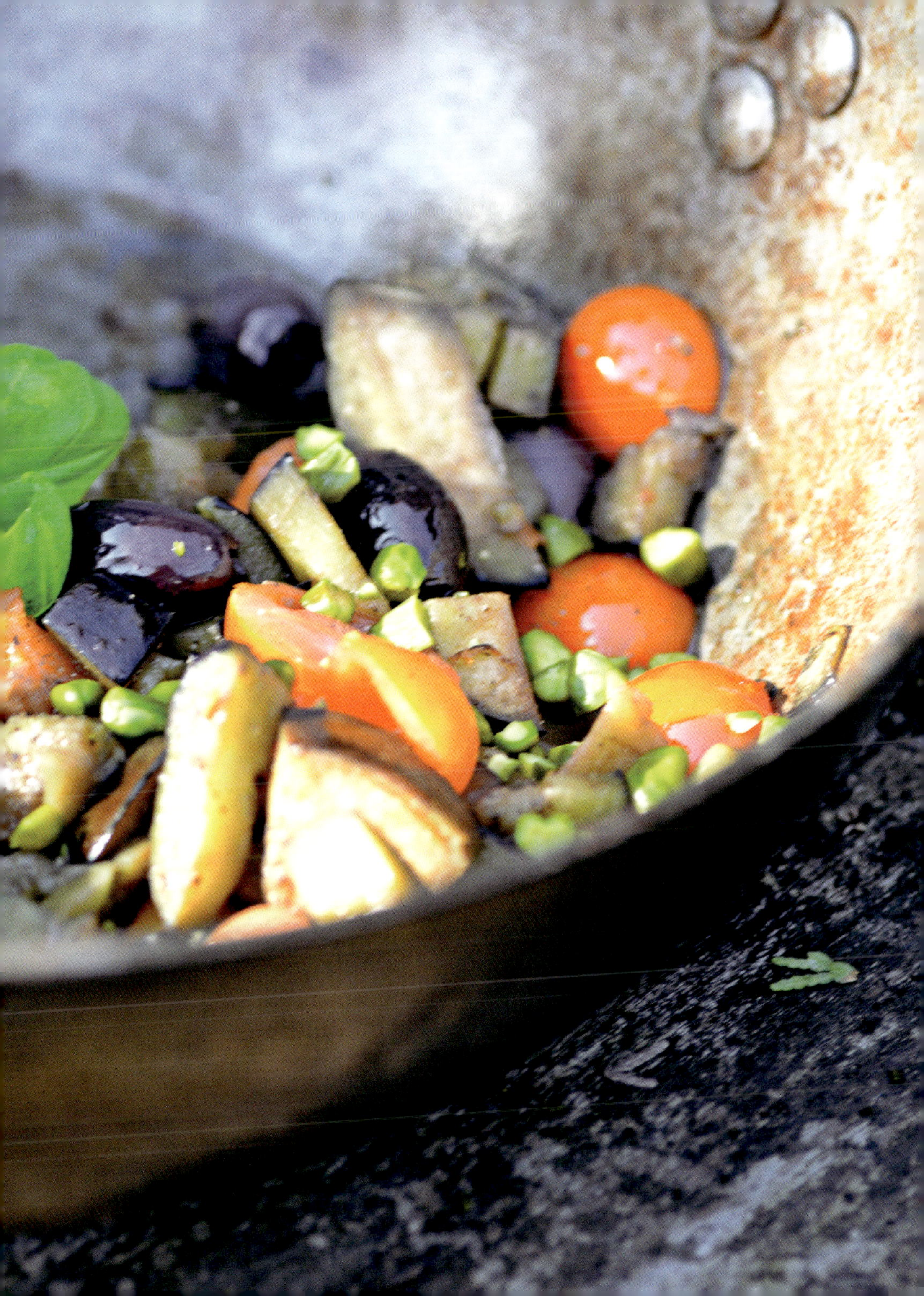

Halloumi mit Auberginengemüse

Für 1 Person

125 g Halloumi-Grillkäse | 2 1/2 EL Olivenöl | 1/2 TL getrocknetes Oregano schwarzer Pfeffer | 1 EL geschälte Pistazienkerne | 100 g Aubergine | 1 Knoblauchzehe | 50 g kleine Strauchtomaten 2 Stiele Basilikum | 50 g schwarze Oliven Salz | 1 EL weißer Aceto balsamico

circa 35 g EW, 80 g F, 13 g KH

1 Halloumi trockentupfen und quer in circa 1 cm dicke Scheiben schneiden. 1/2 EL Olivenöl mit Oregano und Pfeffer verrühren, den Käse damit auf beiden Seiten bestreichen.

2 Die Pistazien in einer beschichteten Pfanne ohne Fett anrösten. Vom Herd nehmen, abkühlen lassen und hacken.

3 Die Aubergine waschen, putzen und in circa 2 cm große Stücke schneiden. Knoblauch schälen und fein würfeln. Tomaten waschen und vierteln. Basilikumblätter von den Stielen zupfen. Oliven abtropfen lassen.

4 2 EL Olivenöl in einem breiten Topf erhitzen, Aubergine darin bei nicht zu starker Hitze 2 bis 3 Minuten braten, mit Salz und Pfeffer würzen. Knoblauch, Tomaten und Oliven dazugeben, 1 bis 2 Minuten mitdünsten. Den Essig zugießen, das Ganze leicht salzen und pfeffern.

5 Eine Grillpfanne erhitzen. Den Halloumi darin bei starker Hitze in 3 bis 4 Minuten von beiden Seiten braten. Herausnehmen und mit dem Auberginengemüse auf vorgewärmten Tellern anrichten. Mit den Pistazien und Basilikumblättern bestreut servieren.

Das schmeckt dazu: 2 kleine Pellkartoffeln (100 g; circa 2 g EW, 0 g F, 15 g KH).

Gratinierte Kräuterseitlinge mit Spinat

Für 1 Person

200 g Kräuterseitlinge | 1 kleine Knoblauchzehe | 4 Stiele Petersilie 2 EL Olivenöl | Salz | Pfeffer | 30 g Babyspinat | 100 g Crème fraîche 2 EL grob geriebener Gouda | 1/2 TL getrockneter Thymian | 2 TL Pinienkerne 1 EL Schnittlauchröllchen | Olivenöl für die Form

circa 15 g EW, 67 g F, 7 g KH

1 Den Backofen auf 220° C vorheizen. Die Kräuterseitlinge putzen, längs und quer halbieren und in dünne Scheiben schneiden. Knoblauchzehe schälen und fein würfeln. Petersilie abbrausen, trocken schütteln, abzupfen und fein hacken. Olivenöl, Knoblauch und Petersilie mischen, Pilze darin wenden und mit Salz und Pfeffer würzen.

2 Eine kleine Auflaufform (25 x 15 cm) einfetten. Den Spinat abbrausen, trocken schütteln und unter die Kräuterseitlinge mischen, das Gemüse in die Form geben.

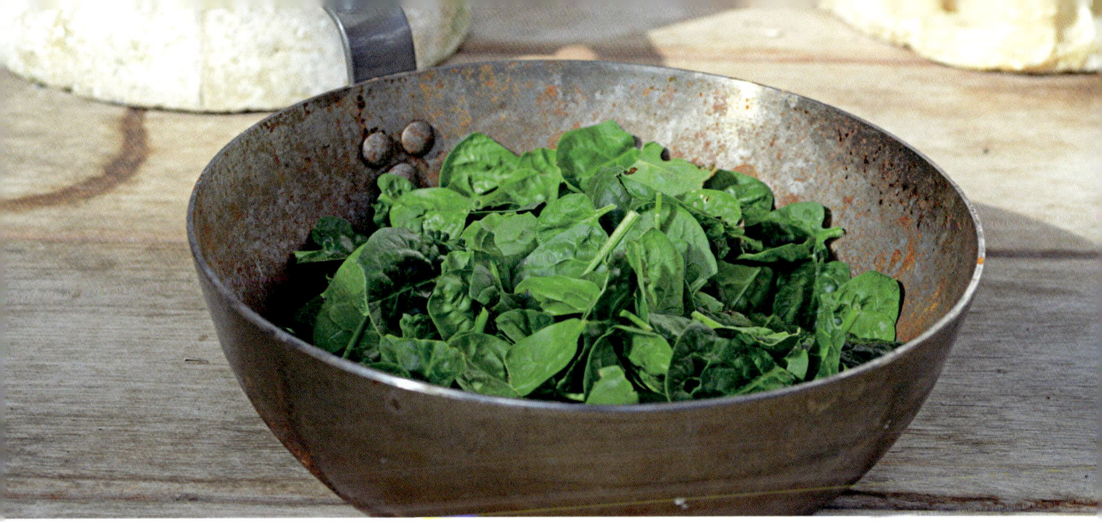

3 Die Crème fraîche mit dem Gouda verrühren, mit Salz, Pfeffer und Thymian würzen und auf den Pilzen verteilen. Mit den Pinienkernen bestreuen. Im heißen Ofen (Mitte) 12 bis 15 Minuten überbacken. Mit dem Schnittlauch bestreut servieren.

Das schmeckt dazu: 1 Vollkornbrötchen (50 g; circa 4 g EW, 1 g F, 19 g KH).

Blumenkohl-Ei-Auflauf

Für 1 Person

150 g Blumenkohl | Salz | 1 kleine Zwiebel 1 kleine Knoblauchzehe | 2 Eier (Größe M) 5 EL Sahne | 50 g geriebener Bergkäse Pfeffer | geriebene Muskatnuss | 1/2 EL Butter | 1 EL gehackte Petersilie | Butter für die Form

circa 34 g EW, 51 g F, 10 g KH

1 Blumenkohl waschen, putzen und in kleine Röschen schneiden. In kochendem Salzwasser circa 3 Minuten blanchieren, abgießen, abschrecken und gut abtropfen lassen.

2 Inzwischen den Backofen auf 220 ° C vorheizen. Zwiebel schälen, halbieren und in feine Streifen schneiden, Knoblauch pellen und fein würfeln. Eier und Sahne verquirlen, die Hälfte vom Käse unterrühren und mit Salz, Pfeffer und Muskat würzen.

3 Die Butter in einer Pfanne erhitzen, Zwiebel und Knoblauch darin glasig dünsten. Blumenkohl dazugeben und 1 bis 2 Minuten mitbraten. Salzen und pfeffern, Petersilie untermischen.

4 Ein kleines Förmchen (Ø circa 15 cm) mit Butter einfetten. Blumenkohlmischung in das Förmchen geben, mit der Eiersahne begießen und mit dem übrigen Käse bestreuen. Im Ofen (Mitte) 15 bis 20 Minuten goldbraun backen.

Das schmeckt dazu: 1 Vollkornbrötchen (50 g; circa 4 g EW, 1 g F, 19 g KH).

Garnelen-Wok mit Pak Choi

Für 1 Person

150 g rohe geschälte Garnelen | 200 g Baby-Pak-Choi | 50 g Mungobohnensprossen | 2 Frühlingszwiebeln | 1 kleine Knoblauchzehe | 1 EL natives Kokosöl
1 EL Gänse- oder Schweineschmalz
1 bis 2 EL helle Sojasauce | 3 EL Gemüsebrühe | 2 dünne Scheiben Parma- oder Serranoschinken (circa 50 g)
circa 43 g EW, 46 g F, 7 g KH

1 Garnelen abbrausen und trocken tupfen. Pak-Choi waschen, putzen, je nach Größe längs halbieren oder vierteln. Sprossen auf einem Sieb waschen und abtropfen lassen. Frühlingszwiebeln waschen, putzen, weiße und hellgrüne Teile in dünne Ringe schneiden. Knoblauch schälen und würfeln.
2 Das Kokosöl in einem Wok erhitzen, Knoblauch und Frühlingszwiebeln darin 15 Sekunden braten. Garnelen dazugeben und 1 bis 2 Minuten mitbraten. Herausnehmen und warm halten.
3 Das Schmalz im Wok erhitzen, Pak Choi und Sprossen darin unter Rühren circa 1 Minuten braten. Sojasauce und Brühe dazugeben und das Gemüse in 1 bis 2 Minuten bissfest dünsten. Inzwischen den Schinken in fingerbreite Streifen schneiden, mit den Garnelen in den Wok rühren. Alles kurz ziehen lassen, dann servieren.
Das schmeckt dazu: Natur-Langkorn- oder Natur-Basmatireis (30 g roh; circa 2 g EW, 1 g F, 22 g KH).

Gefüllte Minigurke mit Hackfleisch und Feta

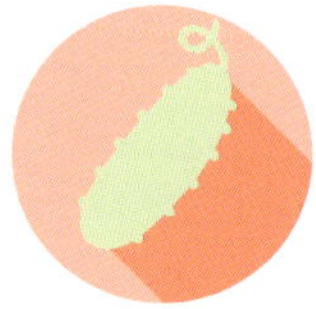

Für 1 Person

2 Minigurken (à 100 g)
Salz | Pfeffer | 1 kleine Zwiebel
1 kleine Knoblauchzehe | 1/2 EL Olivenöl
125 g gemischtes Hackfleisch | 1/4 TL rosenscharfes Paprikapulver | 1 TL Tomatenmark | 60 g Feta | 1 Zweig Dill | Olivenöl für die Form
circa 36 g EW, 38 g F, 7 g KH

1 Den Backofen auf 200° C vorheizen. Die Gurken waschen, abtrocknen, längs halbieren und die Kerne mit einem Teelöffel herausschaben. Die Hälften innen leicht salzen und pfeffern.
2 Zwiebel und Knoblauch schälen und fein würfeln und in heißem Öl in einer Pfanne bei mittlerer Hitze glasig dünsten. Hackfleisch zufügen und unter Wenden circa 5 Minuten kräftig anbraten, bis es krümelig ist. Mit Salz, Pfeffer und Paprika würzen. Knoblauch dazugeben und kurz andünsten. Tomatenmark einrühren, anschwitzen. Mit 5 EL Wasser ablöschen und alles circa 5 Minuten offen köcheln lassen.
3 Inzwischen den Feta in kleine Würfel schneiden, 2/3 davon unter die Hackfleischmasse mischen. In die ausgehöhlten Gurken füllen und in eine

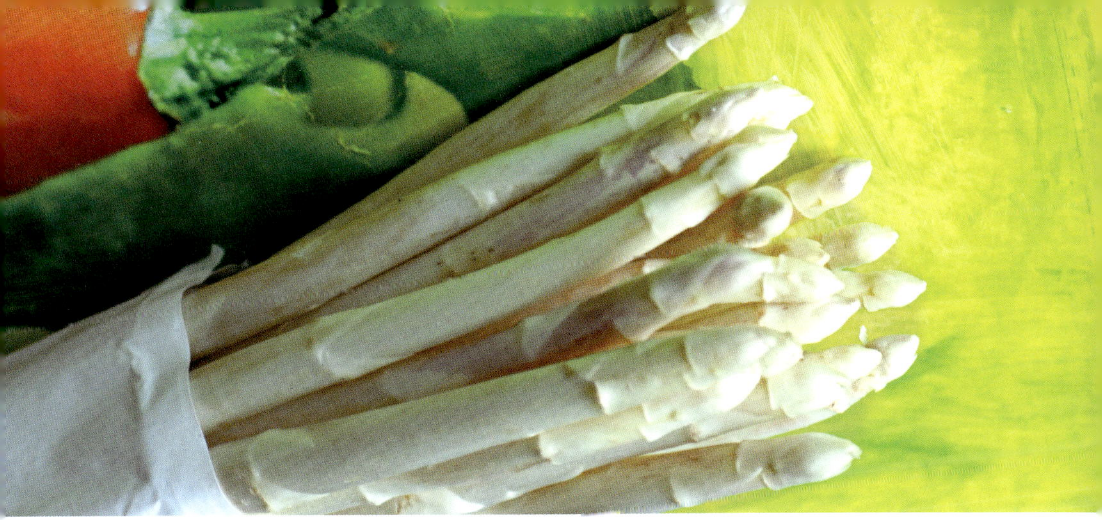

geölte kleine Auflaufform (25 x 15 cm) legen. Den übrigen Feta obendrauf streuen. Im Ofen (Mitte) 15 Minuten backen. Dill abbrausen, Zweige abzupfen, hacken und vor dem Servieren darüberstreuen.

Das schmeckt dazu: 1 Scheibe Vollkornbrot (50 g; circa 4 g EW, 1 g F, 21 g KH).

Rahmgeschnetzeltes mit Spargel

Für 1 Person

150 g Schweinefilet | Pfeffer | 200 g weißer Spargel | 2 Frühlingszwiebeln 2 Stiele Petersilie | 1 1/2 EL Olivenöl | Salz 75 ml Gemüsebrühe | 5 EL Sahne | 1/4 TL getrockneter Thymian | 1 TL Zitronensaft 1/2 TL pflanzliches Bindemittel (etwa Johannisbrotkernmehl)

circa 38 g EW, 35 g F, 8 g KH

1 Das Fleisch waschen, trocken tupfen und in dünne Streifen schneiden, pfeffern. Spargel waschen, putzen, schälen und schräg in 1/2 cm dünne Scheiben schneiden. Frühlingszwiebeln waschen, putzen, weiße und hellgrüne Teile in Scheiben schneiden. Petersilie abbrausen, vom Stiel zupfen und hacken.

2 In einer beschichteten Pfanne 1 EL Öl erhitzen, Fleisch darin unter Wenden bei starker Hitze 2 bis 3 Minuten hellbraun anbraten. Aus der Pfanne nehmen, salzen.

3 Das übrige Öl in der Pfanne erhitzen, Spargel darin bei mittlerer Hitze circa 5 Minuten anbraten. Frühlingszwiebeln dazugeben, kurz mitbraten, salzen und pfeffern. Brühe und Sahne dazugeben, aufkochen und mit Thymian, Salz und Zitronensaft abschmecken. Circa 3 Minuten köcheln lassen, dann binden. Fleisch hinzufügen und circa 2 Minuten in der Sauce erwärmen. Mit Petersilie bestreut servieren.

Das schmeckt dazu: 3 kleine Pellkartoffeln (150 g; circa 3 g EW, 0 g F, 22 g KH).

Pfannengerührte Chinakohl-Ente

Für 1 Person

200 g Entenbrustfilet mit Haut | Salz Pfeffer | 1/2 TL Chinagewürz | 200 g Chinakohl | 1 rote Spitzpaprika | 75 g Bambussprossen (Dose) | 1 Frühlingszwiebel | 1 Stück Ingwer (circa 1 cm) 1 Knoblauchzehe | 1 EL geschälte Erdnusskerne | 1 bis 2 EL Sojasauce

circa 47 g EW, 43 g F, 11 g KH

1 Das Entenbrustfilet abbrausen, trocken tupfen und die Fettschicht rautenförmig einschneiden. Mit Salz, Pfeffer und Chinagewürz kräftig einreiben. Mit der Hautseite nach unten in den kalten Wok legen und bei mittlerer Hitze in circa 15 Minuten das Fett ausbraten. Sobald die Haut braun und knusprig ist, das Filet wenden und auf der Fleischseite im ausgetretenen Entenfett in weiteren 10 Minuten braun braten.

2 Inzwischen den Chinakohl waschen, vom Strunk befreien und in feine Streifen schneiden. Spitzpaprika putzen und entkernen, Bambussprossen abtropfen lassen und beides in feine Streifen schneiden. Frühlingszwiebel waschen, putzen, weiße und hellgrüne Teile in dünne Ringe schneiden. Ingwer und Knoblauch schälen und fein würfeln.

3 Das Entenfilet aus dem Wok nehmen, in Alufolie wickeln und circa 10 Minuten ziehen lassen. Die Erdnüsse im heißen Entenfett goldbraun braten, dann Paprika, Chinakohl, Bambussprossen, Knoblauch und Ingwer dazugeben und alles unter Rühren bei starker Hitze 2 bis 3 Minuten mitbraten. Frühlingszwiebel untermischen, mit Sojasauce, Salz und Pfeffer abschmecken.

4 Das Entenfleisch in dünne Scheiben schneiden, mit dem gezogenen Fleischsaft zum Gemüse geben und kurz mitbraten.

Das schmeckt dazu: Naturreis (25 g roh; circa 2 g EW, 1 g F, 19 g KH).

Pfeffer-Thunfisch auf Fenchel-Oliven-Gemüse

Für 1 Person

1 Thunfischsteak (circa 150 g) | 2 TL Zitronensaft | Salz | 1 TL schwarze Pfefferkörner | 1/2 TL gemahlener Koriander 1 EL ungeschälter Sesam | 1/2 Fenchelknolle (circa 160 g) | 100 g Möhren| 40 g schwarze Oliven | 1 Stiel Dill | 1 1/2 EL Olivenöl | 4 EL Gemüsebrühe | Pfeffer

circa 38 g EW, 58 g F, 12 g KH

1 Das Thunfischsteak waschen, abtrocknen, beidseitig mit Zitronensaft beträufeln und salzen. Pfeffer schroten, mit Koriander und Sesam mischen. Thunfischsteak darin wenden, die Mischung leicht andrücken.

2 Fenchel putzen, waschen, Fenchelgrün abschneiden und beiseite legen. Strunk

herausschneiden, Fenchel vierteln und in feine Streifen schneiden. Möhren schälen und ebenfalls in Streifen schneiden. Olivenfleisch vom Stein schneiden und klein würfeln. Dill abbrausen, abzupfen und grob schneiden.

3 In einem Topf 1 EL Öl erhitzen, Fenchel und Möhren darin 2 bis 3 Minuten andünsten. Brühe angießen, zugedeckt bei mittlerer Hitze 5 bis 6 Minuten dünsten, salzen und pfeffern. Oliven, Fenchelgrün und Dill unterheben.

4 Eine Grillpfanne mit dem übrigen Öl ausstreichen und erhitzen. Thunfischsteak darin bei starker Hitze 1 bis 2 Minuten von jeder Seite braten. Mit dem Fenchel-Oliven-Gemüse anrichten.

Das schmeckt dazu: 1 Scheibe Mandel-Eiweißbrot (Rezept Seite 126; 30 g; circa 9 g EW, 6 g F, 1 g KH).

Käsefondue mit Gemüse und Brot

Für 1 Person

100 g Rosenkohl | Salz | 150 g kleine Champignons | 100 g Kirschtomaten-Mix (rot, gelb, orange) | 50 g Vollkornbrot
75 g Emmentaler | 75 g Gruyère
1/2 Knoblauchzehe (zum Ausreiben)
100 ml trockener Weißwein
1 TL pflanzliches Bindemittel (etwa Johannisbrotkernmehl) | Salz frisch geriebene Muskatnuss

circa 56 g EW, 49 g F, 30 g KH

1 Den Rosenkohl waschen, putzen, den Strunk kreuzförmig einschneiden, Rosenkohl in Salzwasser circa 5 Minuten blanchieren, abschrecken und abtropfen lassen. Champignons putzen und abreiben. Kirschtomaten waschen und trocknen. Brot in 1 bis 2 cm große Würfel schneiden. Gemüse und Brot auf einem Teller anrichten.

2 Den Käse fein reiben. Eine kleine Kasserolle mit Knoblauch ausreiben. Wein angießen und auf dem Herd langsam erhitzen. Dann den Käse unter ständigem Rühren mit dem Schneebesen nach und nach hineingeben, bis er ganz geschmolzen ist. Kurz aufkochen. 2 EL Wasser mit dem Bindemittel verrühren, zum geschmolzenen Käse geben und nochmals kurz aufkochen lassen. Mit Salz und Muskatnuss würzen.

3 Das Käsefondue in eine feuerfeste kleine Schüssel umfüllen, auf einen Rechaud oder Teewärmer stellen, die Gemüse- und Brotstücke aufspießen und in die Käsemasse tunken.

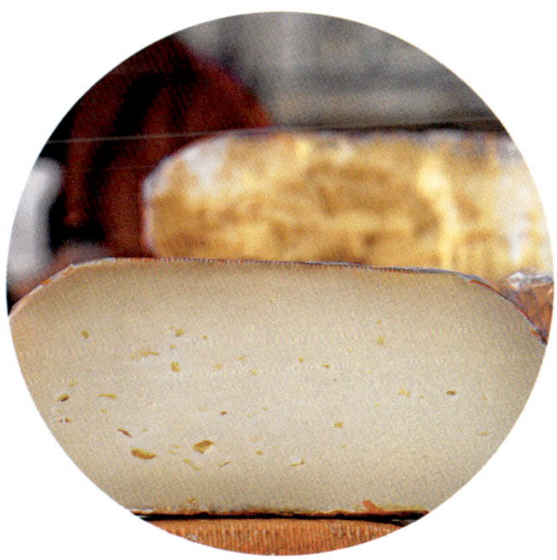

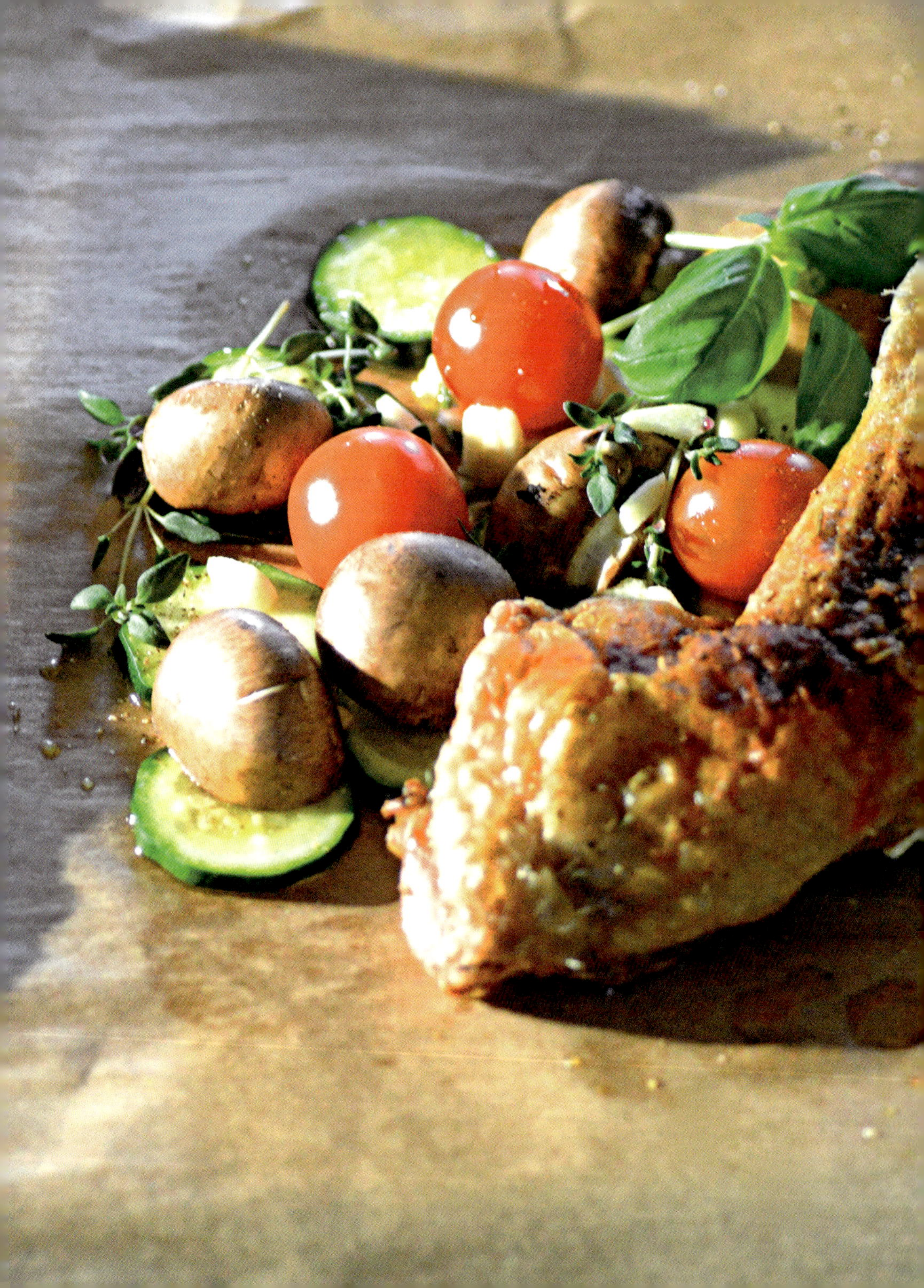

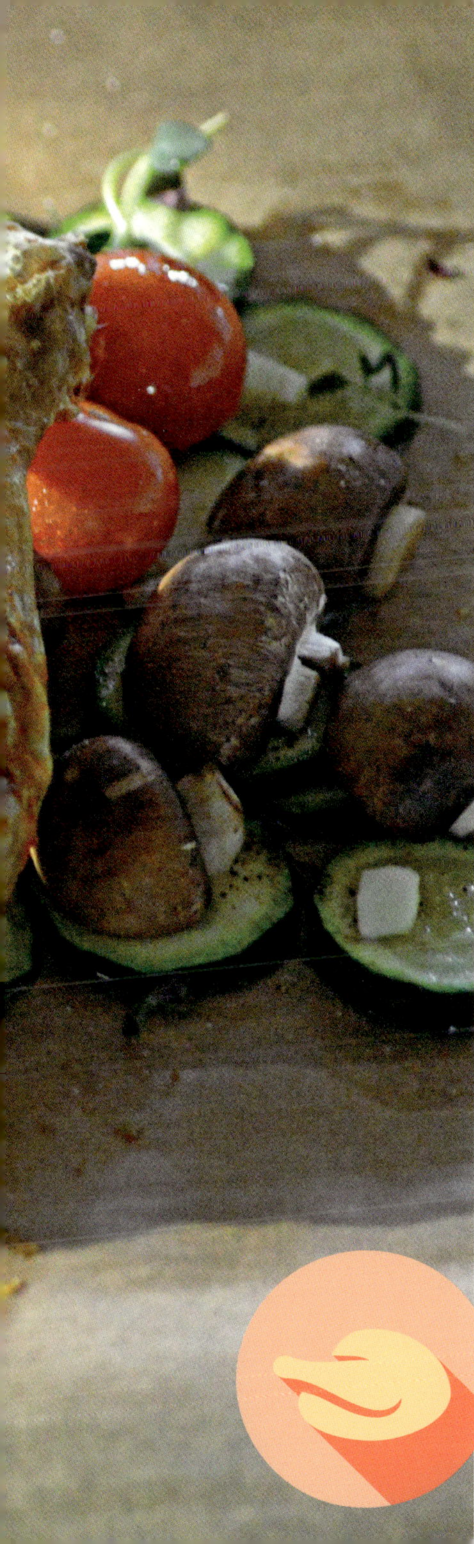

In Papier gebackenes Gemüse-Hähnchen

Für 1 Person

1 Hähnchenkeule (circa 250 g) | Salz | Pfeffer 1/2 TL rosenscharfes Paprikapulver | 1 kleiner Zucchino (circa 125 g) | 100 g kleine Champignons | 50 g Kirschtomaten | 1 Knoblauchzehe | 4 Stiele Thymian | 1 1/2 EL Olivenöl 1 Stiel Basilikum | Olivenöl zum Einfetten

circa 36 g EW, 30 g F, 6 g KH

1 Den Backofen auf 180° C mit einem Backblech (Mitte) vorheizen. Die Hähnchenkeule waschen, abtrocknen und im Gelenk teilen. Keulen rundum mit Salz, Pfeffer und Paprikapulver einreiben. Den Zucchino waschen, putzen und in Scheiben schneiden. Die Champignons abreiben, die Enden abschneiden. Tomaten kurz abbrausen. Knoblauch schälen und in dünne Scheiben schneiden.

2 Ein Stück Backpapier (circa 30 x 20 cm) auf der Arbeitsfläche ausbreiten, mit Olivenöl bestreichen. Gemüse und Knoblauch mit den Thymianzweigen und 1 EL Olivenöl mischen, mit Salz und Pfeffer würzen. Mittig auf das Backpapier geben. Die Hähnchenkeulen obendrauf setzen, mit dem übrigen Öl beträufeln. Das Papier zu einem Päckchen formen und an den Enden wie ein Bonbon schließen, mit Küchengarn zubinden. Im Ofen auf dem Backblech 30 bis 35 Minuten backen. Das Päckchen erst bei Tisch öffnen. Mit den abgezupften Basilikumblättern bestreuen.

Das schmeckt dazu: 3 kleine Pellkartoffeln. (150 g; circa 3 g EW, 0 g F, 22 g KH).

Macadamia-Lachs mit Brokkoli

Für 1 Person

150 g Brokkoliröschen | Salz | 50 g Crème fraîche | 2 TL frisch gehackter Thymian Pfeffer | 1 Lachsfilet ohne Haut (160 g) 1 TL Limettensaft | 1 EL ungesalzene Macadamianüsse | 1 EL weiche Butter 1/2 TL abgeriebene Schale von 1 Biolimette | Butter zum Einfetten

circa 39 g EW, 62 g F, 7 g KH

1 Den Backofen auf 180° C vorheizen. Brokkoli waschen und in kochendem Salzwasser circa 2 Minuten garen, abgießen, kalt abschrecken.

2 Crème fraîche mit Thymian verrühren, salzen und pfeffern, die Brokkoliröschen untermischen.

3 Das Lachsfilet abbrausen und trocken tupfen, mit dem Limettensaft beträufeln, salzen und pfeffern. Die Macadamianüsse fein hacken, mit der Butter und Limettenschale mischen, mit Salz und Pfeffer würzen.

4 Eine kleine Auflaufform (25 x 15 cm) mit Butter einfetten. Das Lachsfilet hineinlegen, mit der Macadamiabutter bestreichen. Die Brokkolimischung drumherum verteilen. Im Ofen (unten) circa 20 Minuten backen.

Das schmeckt dazu: 2 kleine Pellkartoffeln (100 g; circa 2 g EW, 0 g F, 15 g KH).

Scharfe Lammkoteletts mit Avocado-Salsa

Für 1 Person

2 Lammkoteletts (à circa 100 g) | 1 EL Olivenöl | 1/4 TL Cayennepfeffer | Salz 1/2 reife Avocado | 1 rote Spitzpaprika 1 kleine rote Zwiebel | 1 EL Limettensaft Pfeffer | 3 Stiele Koriandergrün

circa 22 g EW, 69 g F, 5 g KH

1 Die Lammkoteletts abspülen und trocken tupfen. 1/2 EL Olivenöl mit Cayennepfeffer und Salz verrühren, die Koteletts damit rundherum einreiben.

2 Von der Avocado den Kern auslösen, das Fruchtfleisch aus der Schale heben und circa 1 cm groß würfeln. Spitzpaprika halbieren, entkernen, waschen und ebenfalls klein würfeln. Zwiebel schälen und fein hacken. Avocado, Paprika und Zwiebel mit dem Limettensaft mischen, mit Salz und Pfeffer würzen. Koriandergrün abbrausen, Blätter abzupfen, hacken und vorsichtig unterheben.

3 Eine Grillpfanne mit dem übrigen Öl ausstreichen und erhitzen. Die Lammkoteletts darin bei mittlerer bis starker Hitze von jeder Seite 3 bis 4 Minuten braten. Aus der Pfanne nehmen und mit der Salsa anrichten. Das schmeckt dazu: 1 Scheibe Vollkornbrot (50 g; circa 4 g EW, 1 g F, 21 g KH).

··› **Tipp:** Wer Lamm nicht mag, kann auch ein Hähnchenbrustfilet (180 g) wie beschrieben würzen und in einer beschichteten Pfanne von beiden Seiten 10 bis 12 Minuten goldbraun braten.

Räucherlachs-Omelett

Für 1 Person
2 dünne Frühlingszwiebeln | 3 Eier (Größe M) | 4 EL Sahne | 1 gehäufter EL Eiweißpulver | Salz | Pfeffer | 1 EL Butter 1/2 EL Olivenöl | 1 Tomate | 3 Scheiben Räucherlachs (circa 75 g)
circa 56 g EW, 51 g F, 6 g KH

1 Frühlingszwiebeln putzen, waschen, das Weiße und Hellgrüne schräg in dünne Ringe schneiden. Eier, Sahne und Eiweißpulver in einer Schüssel mit dem Schneebesen verquirlen. Mit Salz und Pfeffer würzen.
2 Butter und Öl in einer beschichteten Pfanne (circa 18 cm Ø) erhitzen, 2/3 der Frühlingszwiebeln darin andünsten. Die Eiersahne über die Zwiebeln in der Pfanne gießen, bei milder Hitze zugedeckt 2 bis 3 Minuten stocken lassen.
3 Inzwischen die Tomate waschen, vom Stielansatz befreien, in Scheiben schneiden. Das Omelett auf einen Teller gleiten lassen, mit dem Räucherlachs belegen, zusammenklappen, mit den restlichen Frühlingszwiebeln bestreuen. Mit der Tomate anrichten. Sofort servieren.
Dazu schmeckt: 1 Scheibe Roggenschrotbrot (50 g; circa 4 g EW, 1 g F, 19 g KH).

Makrelen-Kokos-Curry mit Mangold

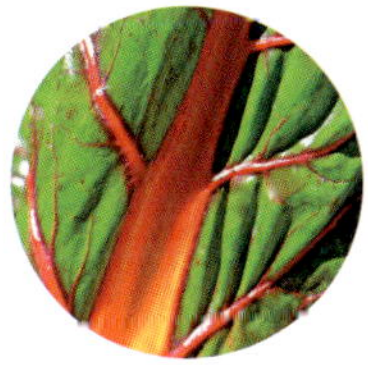

Für 1 Person
2 Makrelenfilets (à circa 80 g) | 1 Schalotte | 1 Stück Ingwer (circa 1 cm) | 1/2 rote Chilischote | 250 g Mangold | 50 g Mungobohnensprossen | 1 EL natives Kokosöl 1 bis 2 TL rote Currypaste | 100 ml ungesüßte Kokosmilch „cremig" (Dose) | 2 TL Limettensaft | Salz | Pfeffer
circa 36 g EW, 58 g F, 10 g KH

1 Das Fischfilet waschen, trocken tupfen und in circa 2 cm breite Streifen schneiden. Schalotte und Ingwer schälen und beides in feine Streifen schneiden. Chili längs halbieren, entkernen, abbrausen und in kleine Würfel schneiden. Mangold waschen, putzen, Stiele abschneiden und in feine Streifen schneiden, Blätter grob hacken. Sprossen abbrausen und abtropfen lassen.
2 Das Kokosöl in einem Wok erhitzen, Schalotte, Ingwer und Chili darin circa 1 Minuten andünsten. Mangoldstiele und Fisch dazugeben, circa 2 Minuten unter Wenden mitbraten. Currypaste einrühren, Kokosmilch angießen und alles circa 3 Minuten köcheln lassen. Mangoldgrün und Sprossen untermischen, einmal aufkochen lassen, mit Limettensaft, Salz und Pfeffer abschmecken.
Das schmeckt dazu: Basmati-Naturreis (25 g roh: circa 2 g EW, 1 g F, 19 g KH).

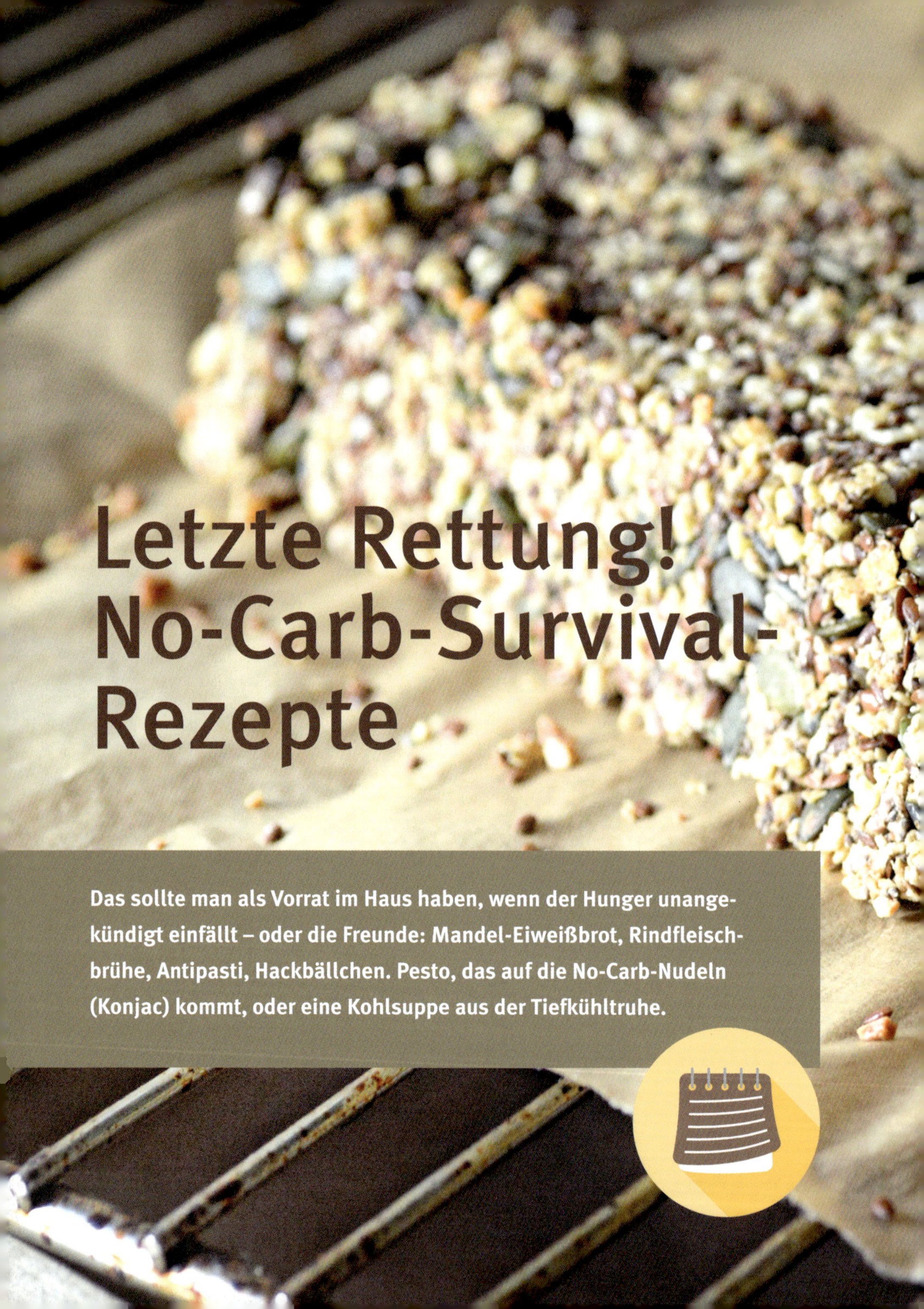

Letzte Rettung! No-Carb-Survival-Rezepte

Das sollte man als Vorrat im Haus haben, wenn der Hunger unangekündigt einfällt – oder die Freunde: Mandel-Eiweißbrot, Rindfleischbrühe, Antipasti, Hackbällchen. Pesto, das auf die No-Carb-Nudeln (Konjac) kommt, oder eine Kohlsuppe aus der Tiefkühltruhe.

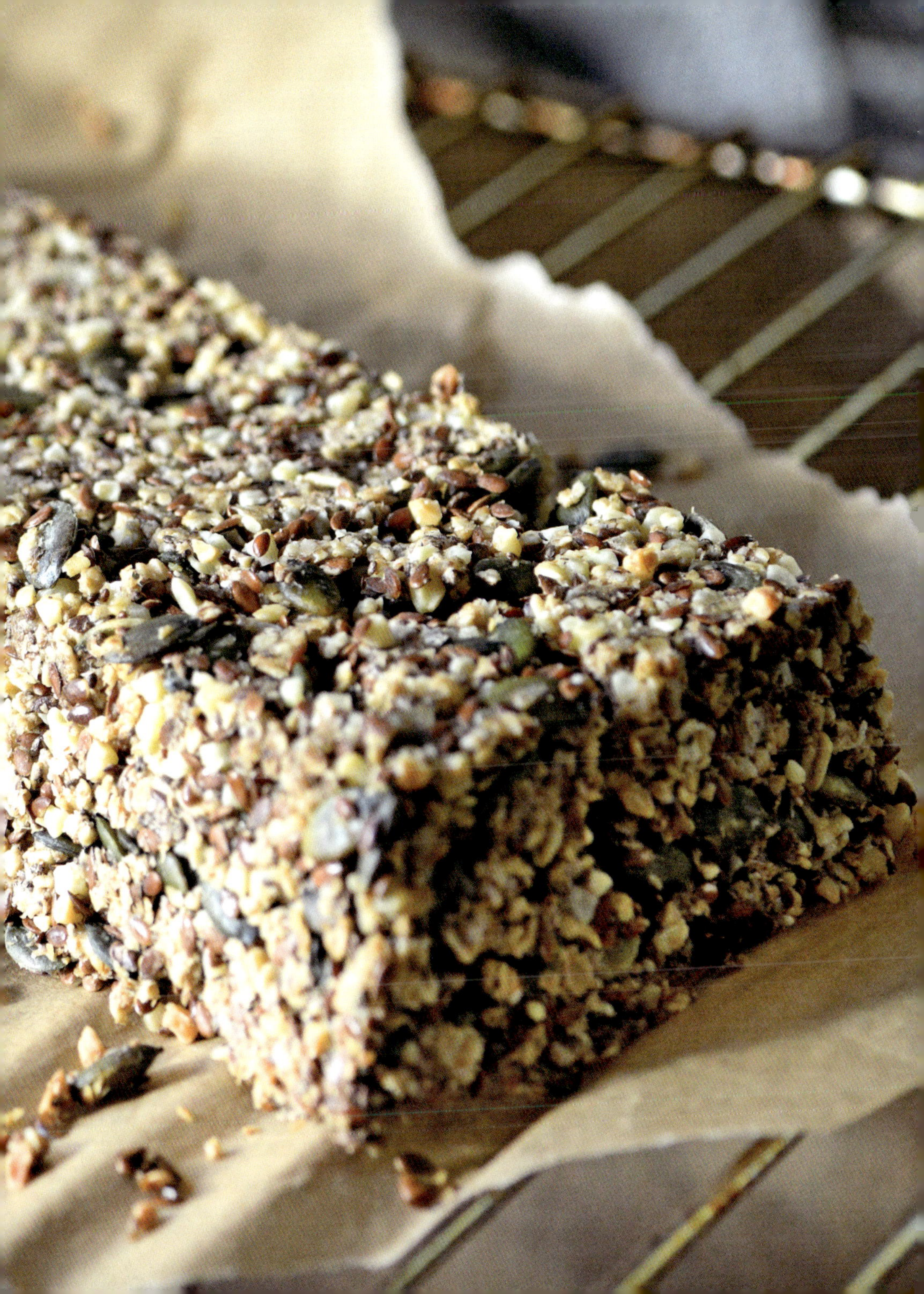

Rindfleischbrühe

Für 4 Portionen (circa 2 l)

1,5 kg Beinscheibe vom Rind oder Rindersuppenfleisch mit Knochen | 2 TL Salz 100 g Möhren | 100 g Knollensellerie 100 g Petersilienwurzel | 1 Stange Lauch (circa 200 g) | 1 große Zwiebel | 3 bis 4 Knoblauchzehen | 2 Lorbeerblätter 3 Stiele Thymian | 1 Zweig Rosmarin 5 Stiele Petersilie | 1 TL schwarze Pfefferkörner | je 5 Wacholder- und Pimentkörner | 4 Gewürznelken

Pro Portion circa 2 g EW, 4 g F, 1 g KH

1 Die Beinscheibe oder das Suppenfleisch abbrausen, in einen großen Topf geben, mit 3 1/2 l kaltem Wasser auffüllen und Salz hinzufügen. Aufkochen und bei milder Hitze circa 1 1/2 Stunden garen, zwischendurch mit einer Schaumkelle abschäumen.

2 Inzwischen Möhren, Sellerie und Petersilienwurzel putzen, schälen und grob würfeln. Lauch waschen, putzen, das Weiße und Hellgrüne in Scheiben schneiden. Die Zwiebel ungeschält halbieren und mit der Schnittfläche nach unten in einer heißen Pfanne circa 4 Minuten dunkelbraun rösten, vom Herd nehmen. Knoblauchzehen schälen.

3 Gemüse, Zwiebel, Knoblauch, Lorbeer, Thymian, Rosmarin, Petersilie, Pfeffer-, Wacholder-, Pimentkörner und Nelken zum Fleisch in den Topf geben und weitere 45 Minuten bei milder Hitze köcheln lassen. Zwischendurch die Brühe abschäumen.

4 Die Brühe durch ein feines Sieb gießen und bei starker Hitze auf circa 2 l einkochen lassen, dann nachsalzen. Heiß in Gläser mit Schraubdeckel füllen, verschließen und abgekühlt in den Kühlschrank stellen. Dort hält sie sich circa 2 Wochen.

Tipp: Das Fleisch vom Knochen lösen und als Suppeneinlage verwenden. Die Rindfleischbrühe eignet sich prima als Basis für kräftige Suppen und Eintöpfe wie die herzhafte Kohlsuppe (Rezept auf Seite 130).

Mandel-Eiweißbrot

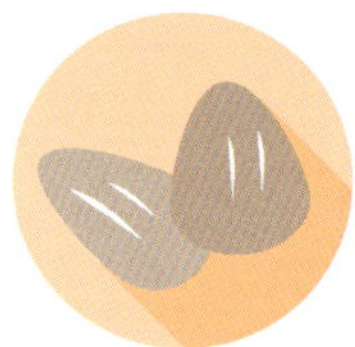

Für 1 Brot (circa 570 g)

200 g Mandelmehl (Bioladen); ersatzweise fein gemahlene gehäutete Mandeln | 50 g grob gehackte Mandeln 40 g Eiweißpulver | 1 EL Sojamehl 1 Pck. Weinstein-Backpulver | 1 TL Meersalz | 4 Eier (Größe M) | 5 EL Rapskern- oder Walnussöl | Butter und Mandelmehl für die Form | einige Mandelkerne zum Dekorieren

Pro Scheibe (circa 30 g) circa 9 g EW, 6 g F, 1 g KH

1 Den Backofen auf 180° C vorheizen. In einer Schüssel Mandelmehl, Mandeln,

Eiweißpulver, Sojamehl, Backpulver und Salz vermischen. Die Eier einzeln nacheinander dazugeben, Öl und 4 bis 6 EL Wasser zufügen und alles mit den Knethaken des Handrührgeräts solange unterrühren, bis ein geschmeidiger Teig entsteht.

2 Eine kleine Kastenform (circa 20 cm Länge) gut einfetten und mit dem Mandelmehl ausstreuen. Teig hineinfüllen, die Oberfläche glatt streichen und mit Mandelkernen verzieren. Das Mandelbrot im Ofen (Mitte) circa 35 Minuten goldbraun backen. Herausnehmen, 10 Minuten stehen lassen, dann aus der Form stürzen und auf einem Kuchengitter abkühlen lassen.

Tipp: Den Teig mit 100 g Kernen (etwa Sesam, Leinsamen, Kürbis- und Pinienkernen) anreichern.

Blattsalat mit Vinaigrette

Für 4 Portionen

250 g Kopf- oder Endiviensalat
150 g Radicchio | 100 g Brunnenkresse
100 g Feldsalat | 50 ml Weißweinessig
50 ml Gemüsebrühe | Salz | Pfeffer
75 ml Traubenkernöl | 100 ml Olivenöl
1 EL Walnussöl | 1 EL Leinöl

Pro Portion circa 2 g EW, 49 g F, 1 g KH

1 Die Salate putzen, waschen, trocken schleudern oder gut abtropfen lassen. Kopf- oder Endiviensalat und Radicchio in mundgerechte Stücke zupfen, dann mit Brunnenkresse und Feldsalat mischen. Zum Aufbewahren die Blätter locker in einen Plastikbeutel füllen und im Gemüsefach des Kühlschranks 4 bis 5 Tage aufbewahren.

2 Für die Vinaigrette den Essig mit Brühe, Salz und Pfeffer verrühren. Traubenkern-, Oliven-, Walnuss- und Leinöl mit einem Schneebesen gut unter die Essigmischung rühren. Zum Aufbewahren in ein Glas mit Schraubverschluss füllen. Die Vinaigrette hält sich im Kühlschrank circa 1 Woche.

3 Pro Portion etwa ein Viertel der Salatblätter mit 6 bis 7 EL (circa 70 ml) Essig-Öl-Dressing vermischen und sofort servieren.

Tipp: Die Vinaigrette passt nicht nur zu Blattsalaten, sie schmeckt auch zu gebratenem Fisch oder Fleisch (etwa Roastbeef) oder zu Mozzarella und Artischocken. Wer mag, kann das Dressing noch verfeinern mit einer zerdrückten Knoblauchzehe und fein gehackten Kräutern wie Kresse, Kerbel, Petersilie und/oder Estragon.

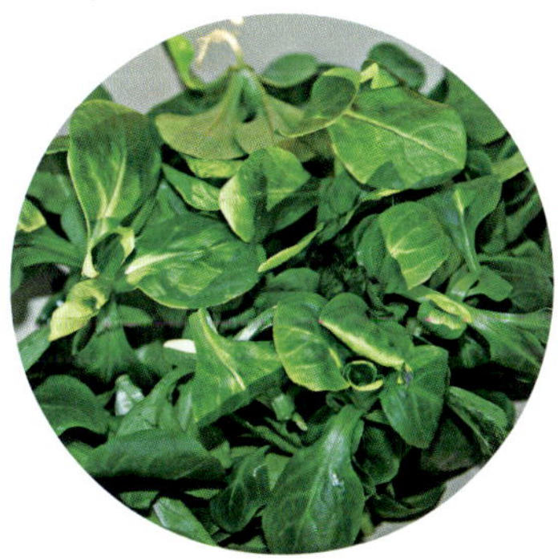

Mascarpone-Pfannkuchen

Für 4 Pfannkuchen (je circa 16 cm Ø)
250 g Mascarpone | 6 EL Sahne | 4 Eier (Größe M) | 80 g Mandel- oder Kokosmehl | 2 EL Eiweißpulver | 1/4 TL Salz
abgeriebene Schale von 1 Biozitrone
1/2 TL Weinstein-Backpulver | 4 TL natives Kokosöl
Pro Portion circa 24 g EW, 43 g F, 4 g KH

1 Mascarpone, Sahne und Eier in einer Schüssel mit den Schneebesen des Handmixers glatt verrühren. Das Mandel- oder Kokosmehl mit dem Eiweißpulver, Salz, Zitronenschale und Backpulver vermischen, nach und nach unter die Mascarponemasse arbeiten, bis ein geschmeidiger Teig entsteht.
2 1 bis 2 TL Kokosöl in einer kleinen Pfanne erhitzen, ein Viertel vom Teig hineingeben und bei schwacher bis mittlerer Hitze auf beiden Seiten in circa 5 Minuten einen Pfannkuchen backen, auf einen Teller geben. Nacheinander mit dem übrigen Teig und Kokosöl 3 weitere gleich große Pfannkuchen backen.
3 Auf einem Teller kalt werden lassen und mit Pergamentpapier dazwischen aufeinanderstapeln und kalt stellen oder einfrieren. Im Kühlschrank halten sich die Pfannkuchen circa 1 Woche.
→ **Tipp:** Die Pfannkuchen warm mit einer süßen Füllung, etwa Himbeersahne servieren oder herzhaft mit Rahmgemüse. Sie können die Pfannkuchen auch kalt essen, wie Sandwichs belegen und umklappen, oder wie Wraps aufrollen. Praktisch zum Mitnehmen ins Büro!

Gemüse-Antipasti

Für 4 Portionen
3 kleine Zucchini (circa 300 g) | je 1 kleine rote und gelbe Paprika | 200 g kleine Champignons | 2 kleine rote Zwiebeln
2 Knoblauchzehen | 8 EL Olivenöl | Salz
Pfeffer | 1 Zweige Rosmarin | 6 Zweige Thymian | 2 EL Aceto balsamico
2 EL Rotweinessig | 2 EL Zitronensaft
Olivenöl zum Einlegen
Pro Portion circa 4 g EW, 21 g F, 5 g KH

1 Den Backofen mit einem Blech (Mitte) auf 200° C vorheizen. Zucchini und Paprika waschen und putzen, Zucchini in circa 1 cm dicke Scheiben, Paprika in Stücke schneiden. Champignons putzen und abreiben. Zwiebeln abziehen und in Spalten schneiden. Knoblauch schälen und in Scheiben teilen. Gemüse, Zwiebeln und Knoblauch in einer Schüssel mit dem Olivenöl vermischen, salzen und pfeffern. Rosmarin und Thymian abbrausen, trocken schütteln und untermischen.
2 Die Gemüsemischung auf dem heißen Backblech verteilen. Im Ofen (Mitte) 15 bis 20 Minuten braten, bis das Gemüse leicht angeröstet ist.

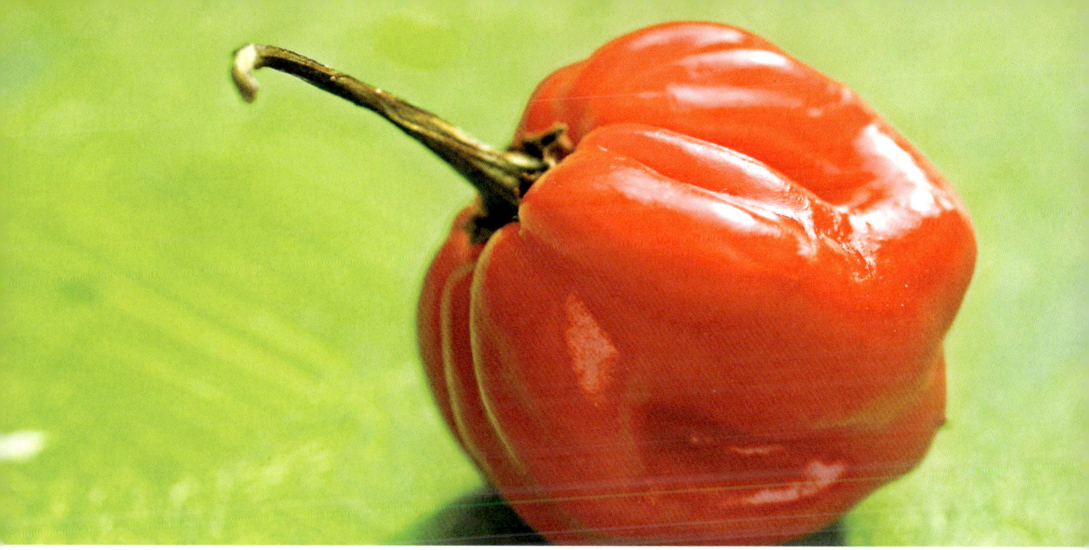

3 Dann Gemüse vom Blech heben, in einer Schüssel mit dem Aceto balsamico, Essig und Zitronensaft beträufeln und abkühlen lassen. Gemüse-Mix in Gläser mit Schraubdeckel füllen, mit Olivenöl bedecken und fest verschließen. Die Antipasti halten sich im Kühlschrank 2 bis 3 Wochen.

Würzige Hackbällchen

Für 4 Portionen
500 g Lammhackfleisch oder gemischtes Hackfleisch | 1 kleine Zwiebel | 2 Knoblauchzehen | 1/2 Bund Petersilie | je 1 TL getrockneter Rosmarin und Thymian
50 g Pinienkerne | 50 g Mandeln
2 EL Eiweißpulver | Salz | Pfeffer
30 g Butterschmalz
Pro Portion circa 35 g EW, 27 g F, 5 g KH

1 Hackfleisch in eine Schüssel geben. Zwiebel und Knoblauchzehen abziehen und fein würfeln. Petersilie abbrausen, trocken schütteln, abzupfen und fein hacken. Zwiebel, Knoblauch und Petersilie mit Rosmarin und Thymian zum Hackfleisch geben. Pinienkerne und Mandeln im Blitzhacker fein hacken, mit dem Eiweißpulver dazugeben. Alles gut vermengen und mit Salz und Pfeffer kräftig abschmecken. Aus der Hackfleischmasse mit feuchten Händen kleine Bällchen formen.

2 Das Butterschmalz in einer großen Pfanne erhitzen. Die Fleischbällchen in zwei Portionen nacheinander hineingeben und circa 10 Minuten bei mittlerer Hitze rundherum goldbraun braten. Herausnehmen, gleich servieren oder auf einem Teller abkühlen lassen und portionsweise einfrieren.

··› **Tipp:** Die Fleischbällchen nach Belieben warm oder kalt mit Avocado-Salsa (Rezept Seite 122) oder Basilikum-Pesto (Rezept Seite 131) servieren.

Gurken-Dill-Heringshappen

Für 4 Portionen

4 Matjesfilets (à circa 60 g) | 1 rote Zwiebel | 2 Biominigurken | 1 Stück Meerrettich (circa 2 cm) | 3 Stiele Dill 1 TL Senfkörner | 2 kleine Lorbeerblätter 200 g Doppelrahmfrischkäse | 200 g Sahne | Salz | Pfeffer

Pro Portion circa 17 g EW, 45 g F, 5 g KH

1 Die Matjesfilets unter fließend kaltem Wasser gründlich abspülen und in circa 3 cm breite Stücke schneiden. Die Zwiebel abziehen und in dünne Ringe schneiden. Die Gurken waschen, abtrocknen und ungeschält in dünne Scheiben schneiden. Den Meerrettich schälen und in dünne Scheiben schneiden. Dill abbrausen, trocken schütteln, Dillspitzen abzupfen.

2 In 2 Gläser mit Schraubdeckel (à circa 350 ml) jeweils eine dünne Schicht Zwiebelringe legen, darauf jeweils eine Schicht Matjes, Gurken und Meerrettich. Mit Senfkörnern bestreuen, Lorbeer und Dillspitzen dazugeben und so lange wiederholen, bis die ganzen Zutaten verbraucht sind.

3 Frischkäse und Sahne gründlich verrühren, salzen und pfeffern, über die Matjesmischung gießen, sodass alles vollständig bedeckt ist. Mit dem Schraubdeckel verschließen. Hält sich im Kühlschrank circa 10 Tage. Tut es bei mir selten.

Herzhafte Kohlsuppe

Für 4 Portionen

400 g Weißkohl | 250 g Sauerkraut 200 g Würstchen (Krakauer oder Cabanossi) | 100 g geräucherter Bauchspeck 1 EL Olivenöl | Salz | Pfeffer | 1 TL rosenscharfes Paprikapulver | 750 ml Rindfleischbrühe (Rezept Seite 126) | 4 EL saure Sahne | 2 EL gehackte Petersilie

Pro Portion circa 19 g EW, 25 g F, 5 g KH

1 Den Kohl waschen, in breite Spalten schneiden, vom Strunk befreien und in feine Streifen hobeln oder schneiden. Sauerkraut zerpflücken. Krakauer oder Cabanossi in circa 1/2 cm dünne Scheiben schneiden.

2 Den Speck in kleine Würfel schneiden, in einem Topf im heißen Öl bei mittlerer Hitze knusprig ausbraten. Würstchen dazugeben und 2 bis 3 Minuten bei milder Hitze anbraten. Dann Weißkohl und Sauerkraut hinzufügen und 2 bis 3 Minuten mitdünsten, mit Salz, Pfeffer und Paprikapulver würzen. Die Rindfleischbrühe angießen, aufkochen und alles zusammen circa 30 Minuten zugedeckt bei mittlerer Hitze köcheln lassen, zwischendurch umrühren.

3 Pro Portion 1/4 der Suppe auf einem tiefen Teller mit 1 EL saurer Sahne anrichten und mit 1/2 EL Petersilie bestreuen. Die übrige Suppe portionsweise einfrieren.

Basilikum-Pesto

Für 4 Portionen (circa 250 g)
40 g Pinienkerne | 1 Knoblauchzehe
50 g Basilikumblätter | 1/2 TL Meersalz
150 ml Olivenöl | 40 g frisch geriebener Parmesan | Olivenöl zum Beträufeln
Pro Portion circa 5 g EW, 46 g F, 3 g KH

1 Die Pinienkerne in einer Pfanne ohne Fett bei mittlerer Hitze goldbraun rösten, auf einen Teller geben und abkühlen lassen. Den Knoblauch pellen und grob hacken. Basilikumblätter waschen und ebenfalls hacken.

2 Basilikum, Salz und Knoblauch in einen Blitzhacker geben und fein zerkleinern. Das Olivenöl nach und nach zugießen und die Masse gut durchmixen. Abgekühlte Pinienkerne dazugeben und fein zerkleinern.

3 Den Parmesan unterrühren, nicht mehr mixen. Das Pesto hält sich in einem sauberen Glas, mit Olivenöl bedeckt, gut verschlossen im Kühlschrank 3 bis 4 Tage. Darunter passt: Konjak-Pasta oder eine Scheibe Kohlrabi.

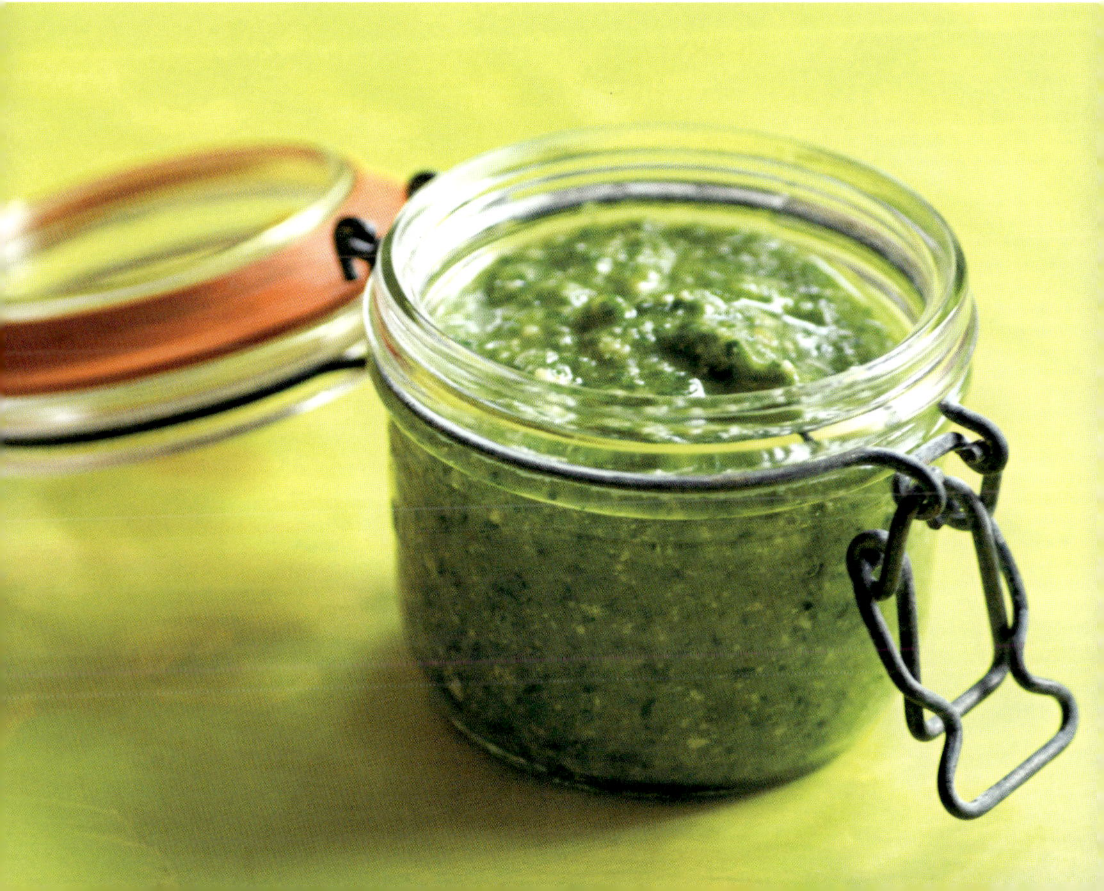

Kleiner Keto-Kompass

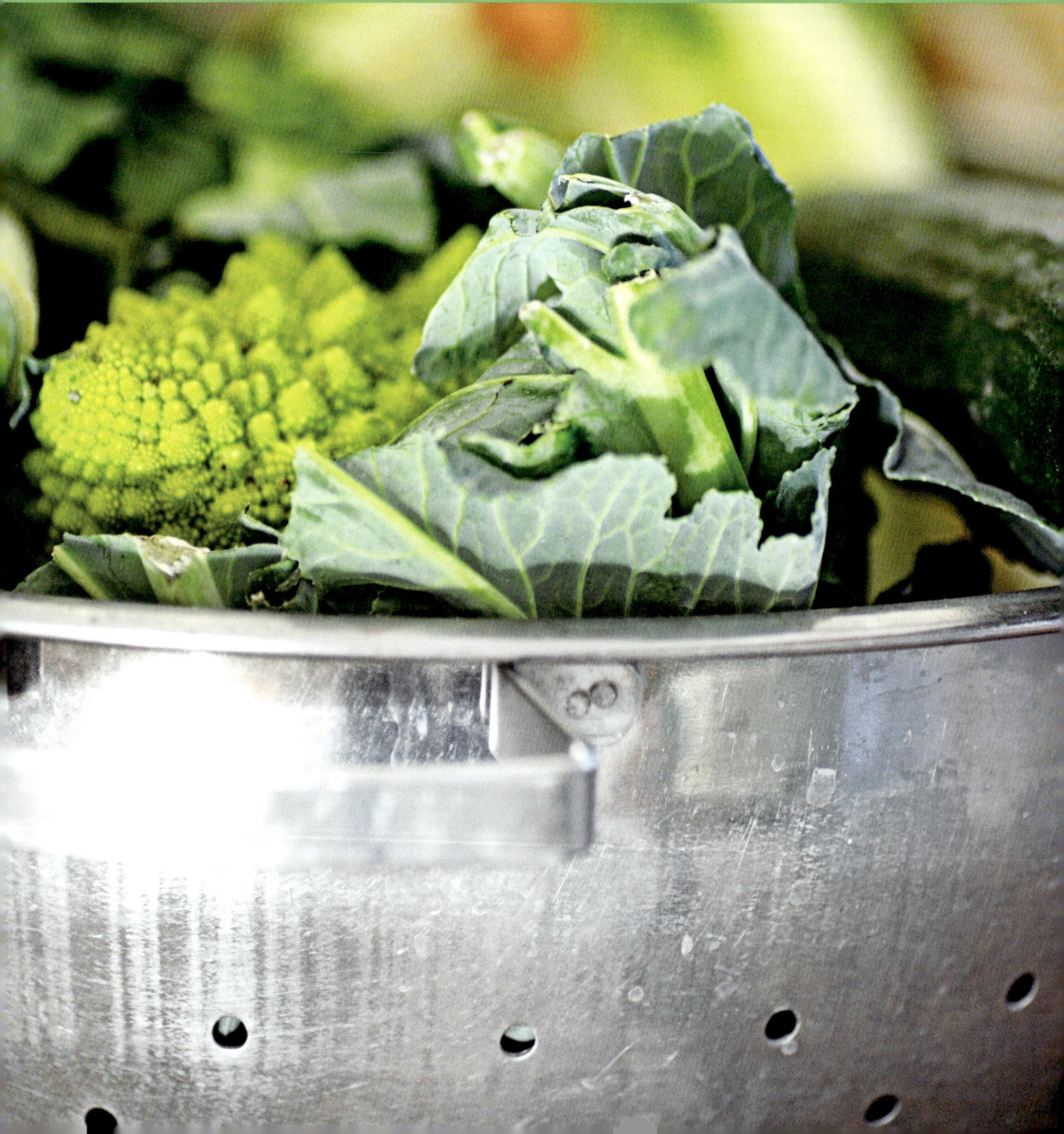

UNBEGRENZT ERLAUBT

Diese Lebensmittel sind praktisch kohlenhydratfrei und müssen nicht berechnet werden:

- Avocado
- Eier
- alle Sorten Fleisch, Wild, Geflügel
- alle Sorten Fisch und Meeresfrüchte
- viele Sorten Käse, zum Beispiel Bergkäse, Camembert Doppelrahmstufe, Edamer, Emmentaler, Gouda, Handkäse, Mozzarella, Parmesan, Roquefort, Schafskäse, Ziegenkäse ...

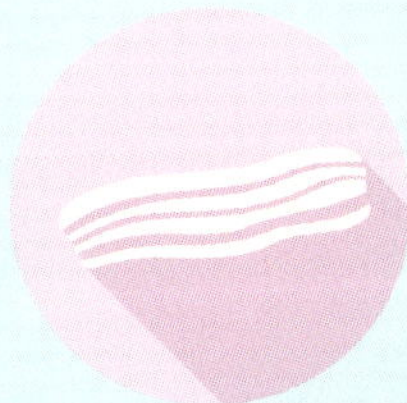

FETTE

- etwa Butter, Butterschmalz, natives Kokosöl/-fett, Speck, Schweine- und Gänseschmalz

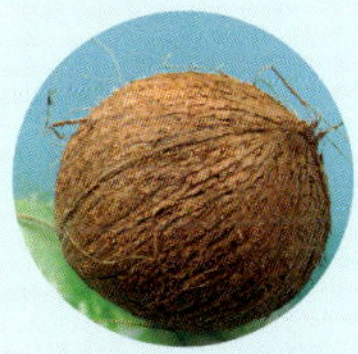

WERTVOLLE NATIVE PFLANZENÖLE (OMEGA-3-FETTSÄUREN!)

- etwa Olivenöl, Arganöl, Leinöl, Hanföl, Nussöle, Rapsöl

WERTVOLLE ZUCKERERSATZSTOFFE

- Stevia, Erythrit, Aspartam

Wichtig: wo's geht, auf Bioqualität achten!

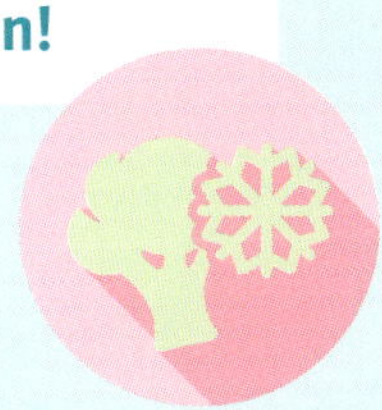

MAXIMAL 250 GRAMM PRO PORTION AUS DIESER LISTE

Diese Lebensmittel enthalten
bis zu 2 Gramm Kohlenhydrate pro 100 Gramm

GEMÜSE

- Chinakohl (1,2)
- Gurken (1,8)
- Mangold (0,7)
- Oliven (1,8)
- Portulak (0,6)
- Rhabarber (1,4)
- Sauerkraut (0,8)
- Schwarzwurzel (1,6)
- Spinat (0,6)

SALATE UND KRÄUTER

- Breitwegerich (1,8)
- Brunnenkresse (0,4)
- Eisbergsalat (1,9)
- Endiviensalat (1,2)
- Feldsalat (0,7)
- Kopfsalat (1,1)
- Radicchio (1,5)
- Schnittlauch (1,6)
- Sauerampfer (2,0)

PILZE

- alle Sorten (< 1,0)
  außer Shiitake und Trüffel

SAMEN UND SPROSSEN

- Bambussprossen (1,0)
- Leinsamen (0,0)

MILCH- UND MILCHERSATZ-PRODUKTE (VOLLFETT)

- Tofu (1,9)

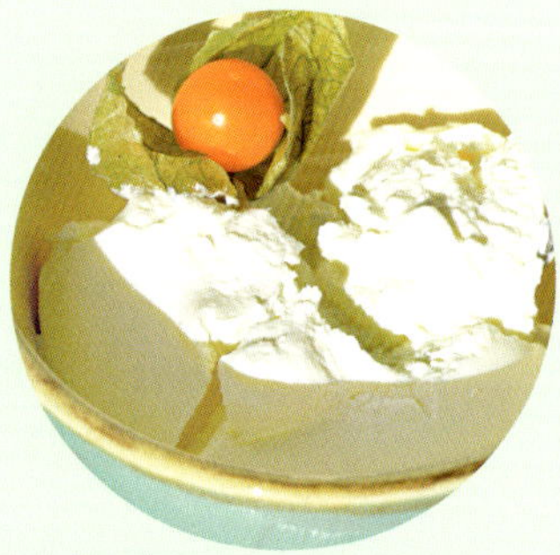

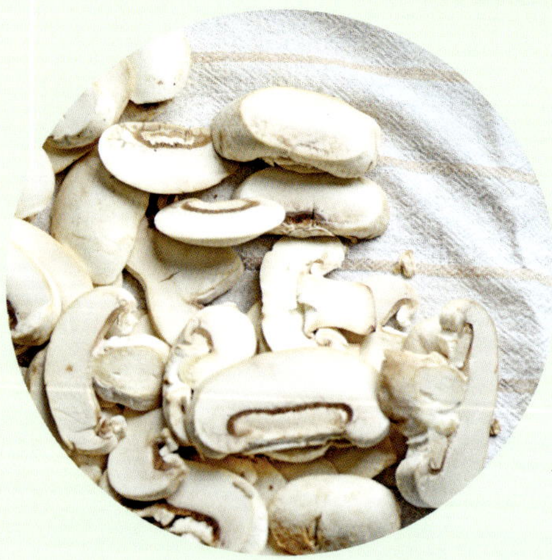

MAXIMAL 150 GRAMM PRO PORTION AUS DIESER LISTE

Diese Lebensmittel enthalten
zwischen 2 und 3 Gramm Kohlenhydrate pro 100 Gramm

GEMÜSE UND SALAT

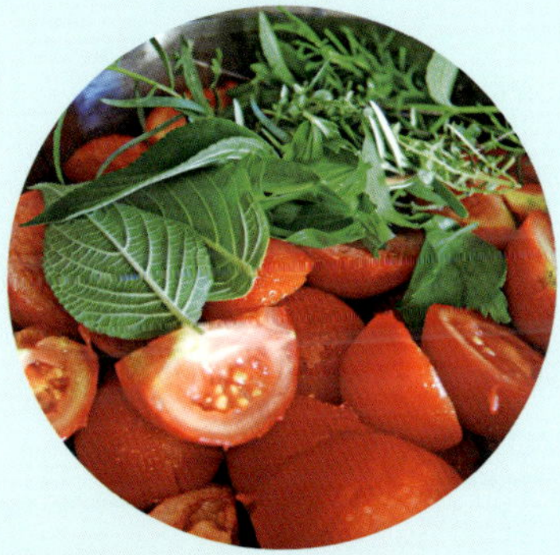

- Artischocke (2,6)
- Aubergine (2,5)
- Blumenkohl (2,3)
- Brokkoli (2,5)
- Fenchel (2,8)
- Grünkohl (2,5)
- Knollensellerie (2,3)
- Löwenzahnblätter (2,4)
- Paprika (2,9)
- Radieschen (2,1)
- Rettich (2,4)
- Rucola (2,1)
- Spargel (2,0)
- Staudensellerie (2,2)
- Tomate (2,6)
- Wirsing (2,4)
- Zucchini (2,2)

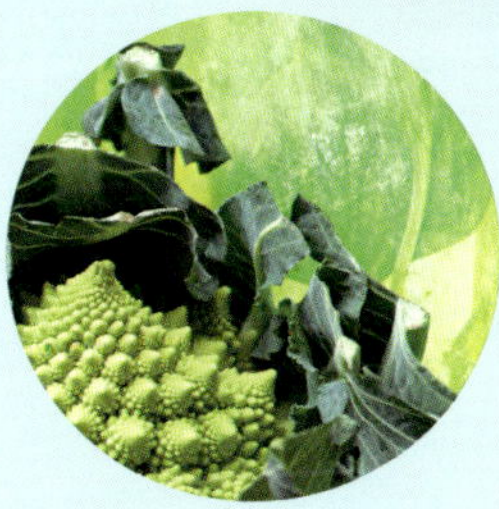

SAMEN UND SPROSSEN

- Alfalfa-Sprossen (2,1)
- Bohnensprossen (2,3)

MILCH- UND MILCHERSATZ-PRODUKTE (VOLLFETT)

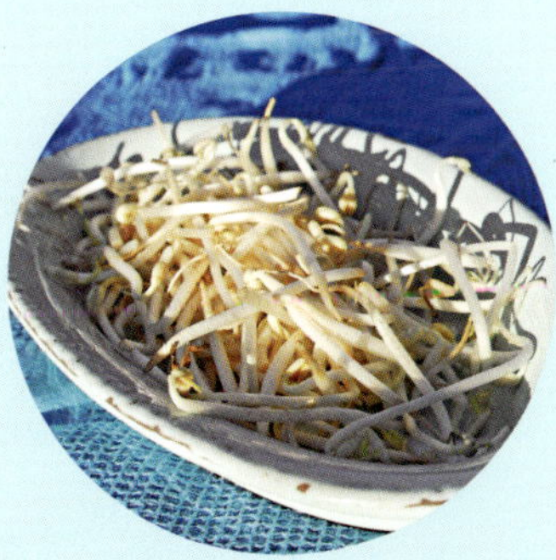

- Crème fraîche (40 %) (2,5)
- Sojadrink (ungesüßt) (2,5)
- Speisequark
  (alle Fettstufen) (2,6)

MAXIMAL 100 GRAMM BZW. 100 MILLILITER PRO PORTION

Diese Lebensmittel enthalten
3 bis 5 Gramm Kohlenhydrate pro 100 Gramm

GEMÜSE UND SALAT

- Bohnen (grün) (5,0)
- Frühlingszwiebel (3,0)
- Karotten (4,8)
- Kohlrabi (3,7)
- Kürbis (4,6)
- Lauch (3,3)
- Rosenkohl (3,3)
- Rotkohl (3,5)
- Topinambur (4,0)
- weiße Rüben (4,7)
- Weißkraut (4,2)
- Zwiebel (4,9)

SALATE UND KRÄUTER

- Bärlauch (4,0)

OBST

- Himbeeren (4,8)
- Johannisbeeren (4,8)
- Moosbeeren (3,9)

NÜSSE

- Kokosnuss (4,8)
- Macadamianüsse (4,0)
- Paranüsse (3,6)
- Pekannüsse (4,4)

MILCH- UND MILCHERSATZPRODUKTE (VOLLFETT)

- Buttermilch (4,0)
- Dickmilch (4,0)
- Frischkäse (2,6)
- Kefir (4,0)
- Kochkäse (3,4)
- Kuhmilch (3,5 %) (4,8)
- Mandeldrink (3,0)
- Mascarpone (3,6)
- Molke (4,7)
- Mozzarella (3,3)
- Naturjoghurt (3,5 %) (4,0)
- saure Sahne (10 %) (3,7)
- Schafsmilch (4,7)
- Schlagsahne (30 %) (3,4)
- Schmand (24 %) (3,2)
- Ziegenmilch (4,8)

SAMEN UND SPROSSEN

- Mohnsamen (4,2)
- Sojasprossen (4,7)

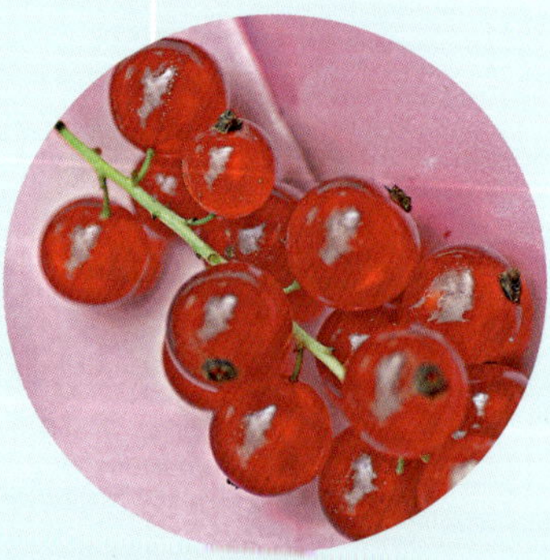

MAXIMAL 50 GRAMM PRO PORTION AUS DIESER LISTE

Diese Lebensmittel enthalten
5 bis 7 Gramm Kohlenhydrate pro 100 Gramm

GEMÜSE UND SPROSSEN

- Petersilienwurzel (6,1)
- Steckrübe (5,7)

NÜSSE

- Erdnüsse (7,0)
- Mandeln (5,4)

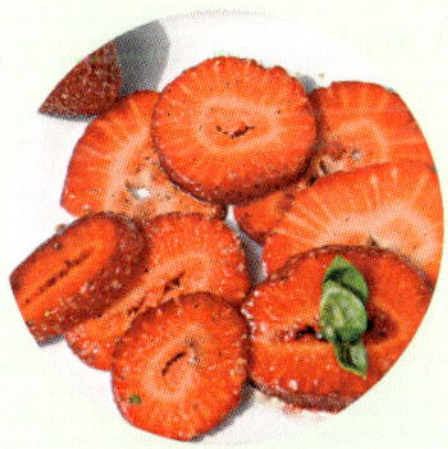

SAMEN UND SPROSSEN

- Sojakerne (6,3)

OBST

- Brombeeren (6,2)
- Erdbeeren (5,5)
- Guave (5,8)
- Heidelbeeren (6,1)
- Holunderbeeren (6,5)
- Papaya (7,1)
- Preiselbeeren (6,2)

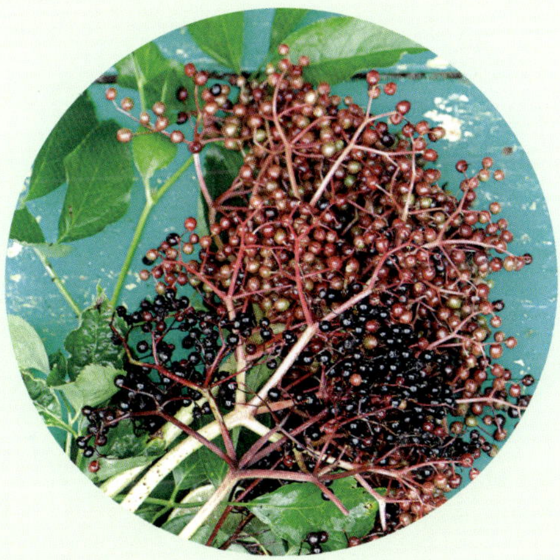

MILCH- UND MILCHERSATZ-PRODUKTE (VOLLFETT)

- Haselnussdrink (6,5)
- Schmelzkäse (7,5)
- Stutenmilch (6,2)

MAXIMAL 30 GRAMM PRO PORTION

Diese Lebensmittel enthalten
7 bis 15 Gramm Kohlenhydrate pro 100 Gramm

GEMÜSE UND SALAT

- Ingwer (11,0)
- Kartoffeln (14,8)
- Meerrettich (11,7)
- Pastinaken (12,1)
- Rote Bete (8,4)

KRÄUTER UND PILZE

- Petersilie (7,4)
- Trüffel (7,4)

NÜSSE UND SAMEN

- Haselnüsse (10,5)
- Kürbiskerne (14,2)
- Pistazien (11,6)
- Sesamsamen (10,2)
- Sonnenblumenkerne (12,3)
- Walnüsse (10,6)

OBST

- Ananas (12,4)
- Apfel (11,4)
- Birne (12,4)
- Feige (12,9)
- Grapefruit (7,4)
- Honigmelone (12,4)
- Kaktusfeige (7,1)
- Kirschen, sauer (9,9)
- Kirschen, süß (13,3)
- Kiwi (9,1)
- Kumquat (14,6)
- Mandarinen (10,2)
- Mango (12,5)
- Maulbeeren (8,1)
- Mispel (10,6)
- Nektarine (12,4)
- Passionsfrucht (9,5)
- Pfirsich (8,9)
- Pflaumen (10,2)
- Reineclauden (12,3)
- Wassermelone (8,3)

PILZE

- Shiitakepilze (12,3)

MILCH- UND MILCHERSATZ-PRODUKTE (VOLLFETT)

- Dinkeldrink (8,4)
- Haferdrink (8,5)

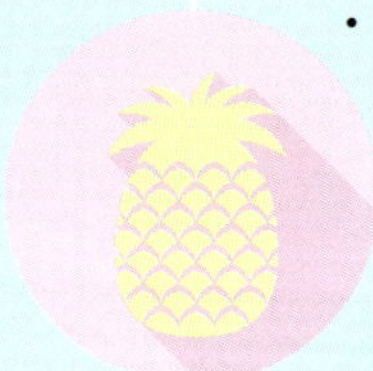

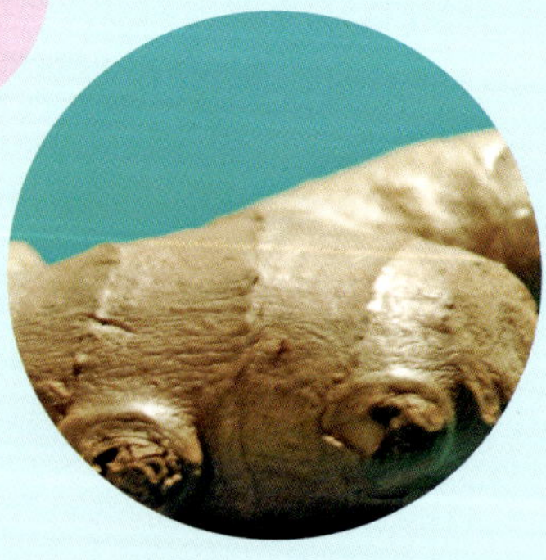

WENN ÜBERHAUPT, DANN NUR IN WINZMENGEN VERWENDEN

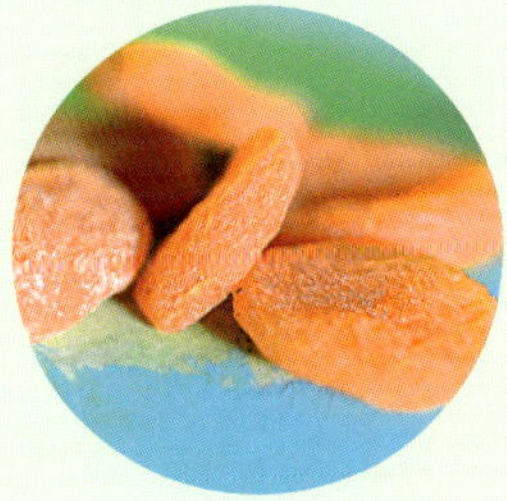

Diese Lebensmittel enthalten mehr als 15 Gramm Kohlenhydrate pro 100 Gramm

GETREIDE

- Amarant (56,8)
- Buchweizen (72,6)
- Dinkel/Grünkern (63,2)
- Gerste/Graupe (71,0)
- Haferflocken (58,7)
- Hirse (68,8)
- Mais (73,5)
- Quinoa (58,5)
- Reis (74,1)
- Roggen (32,7)
- Weizen (59,5)

GEMÜSE

- Süßkartoffeln (24,1)
- Zuckermais (15,8)

HÜLSENFRÜCHTE

- Bohnen (20,0 bis 50,0)
- Erbsen (41,2)
- Kichererbsen (44,3)
- Linsen (40,6)

NÜSSE UND SAMEN

- Cashewkerne (30,5)
- Hanfnüsse mit wertvollem Eiweiß (33,9)
- Maronen (33,0)
- Pinienkerne (20,5)

OBST UND SÄFTE

- Bananen (20,0)
- Datteln (65,2)
- Fruchtsäfte
- Frucht-Smoothies (rein)
- Granatapfel (16,7)
- Hagebutte (16,2)
- Kaki (16,0)
- Litschi (17,0)
- Mirabellen (15,1)
- Rosinen (68,0)
- Trockenfrüchte (circa 60)
- Weintrauben (15,2)

MILCH- UND MILCHERSATZ-PRODUKTE (VOLLFETT)

- alle Milchprodukte mit Fruchtzubereitungen oder in süßen Geschmacksrichtungen

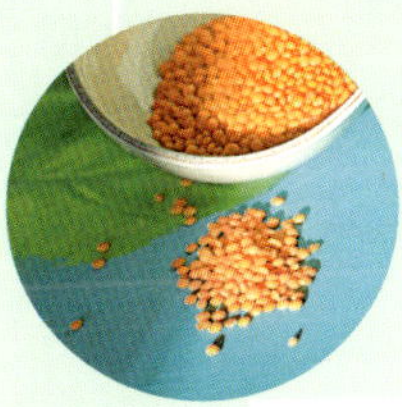

Wichtig: Sie können von den Lebensmitteln aus dieser Liste kleine Mengen zu sich nehmen, wenn Sie diese mit einrechnen.

Gesund und glücklich mit dem Erfolgsprogramm des Bestsellerautors

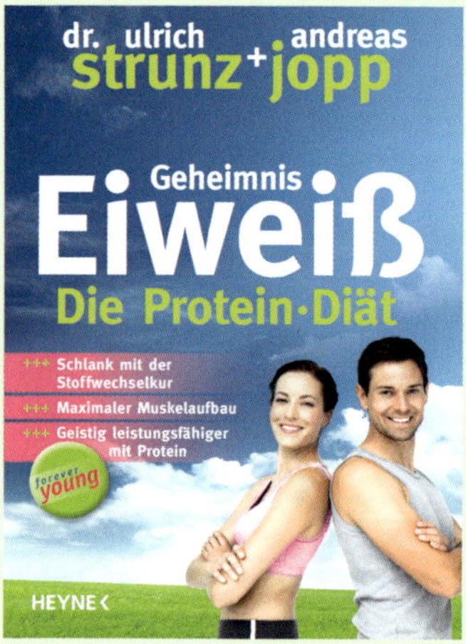

ISBN: 978-3-453-12002-0

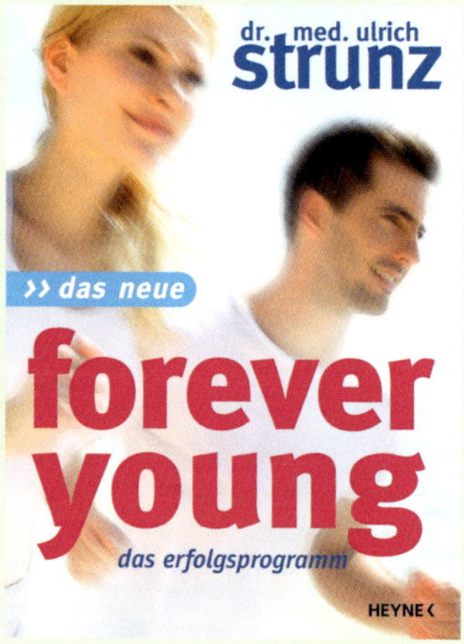

ISBN: 978-3-453-20044-9

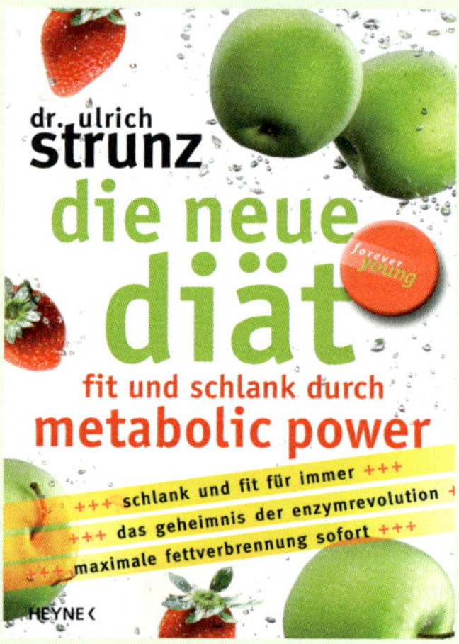

ISBN: 978-3-453-12093-8

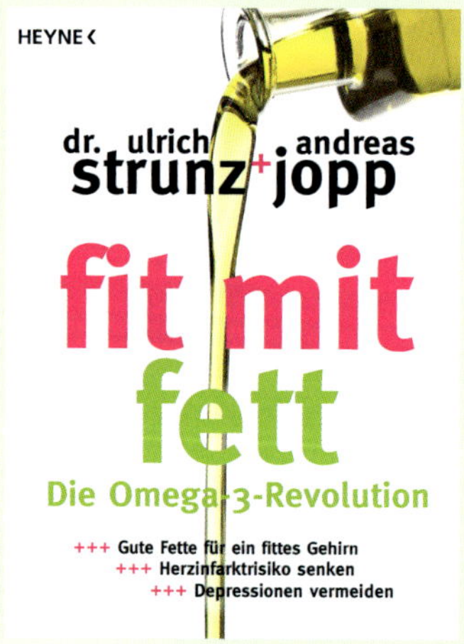

ISBN: 978-3-453-60347-9

IMPRESSUM:

HAFTUNGSAUSSCHLUSS
Die Ratschläge in diesem Buch sind vom Autor und vom Verlag sorgfältig erwogen und geprüft. Sie bieten jedoch keinen Ersatz für kompetenten medizinischen Rat. Jede Leserin und jeder Leser ist für sein eigenes Handeln selbst verantwortlich. Alle Angaben in diesem Buch erfolgen daher ohne jegliche Gewährleistung oder Garantie seitens des Autors und des Verlags. Eine Haftung des Autors bzw. des Verlags und seiner Beauftragten für Personen-, Sach- und Vermögensschaden ist ausgeschlossen.

Sollte diese Publikation Links auf Webseiten Dritter enthalten, so übernehmen wir für deren Inhalte keine Haftung, da wir uns diese nicht zu eigen machen, sondern lediglich auf deren Stand zum Zeitpunkt der Erstveröffentlichung verweisen.

4. Auflage

REDAKTION: Marion Grillparzer, München

LEKTORAT: Ina Raki, Bruckmühl

GESAMTGESTALTUNG UND SATZ: E DESIGN, Astrid Reinbacher, Palma de Mallorca

BILDNACHWEIS: Covermotiv sowie Fotos im Innenteil: Marion Grillparzer;
außer: Seite 7: Kay Blaschke; Seite 28: Dollar Photo Club: Ennira; Seite 44 links: Anne Engel, Seite 44 rechts: privat; Seite 73: Astrid Reinbacher

ILLUSTRATIONEN: Dollar Photo Club: missbobbit; Astrid Reinbacher

DRUCK: Alföldi, Debrecen

Printed in Hungary

ISBN: 978-3-453-60385-1

www.heyne.de

FSC www.fsc.org
MIX
Papier aus verantwortungsvollen Quellen
FSC® C010328

Penguin Random House Verlagsruppe FSC® N001967